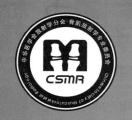

图解骨肌系统影像
检查指南

袁慧书　徐文坚　主编

清华大学出版社
北京

<h2 style="text-align:center">内 容 简 介</h2>

本书由中华医学会放射学会骨肌放射学专业委员会组织编写，从临床医师疾病诊断和全球最新检查进展的角度出发，介绍了骨肌各个系统及各个部位的 X 线、CT、MRI 检查要点，包括患者体位、检查技术要点、图像后处理、图像质量要求、检查方法的选择等。本书采用条目化编写风格，语言简洁、重点突出，使读者轻松把握影像检查的关键点，并提供了标准的摄片体位图片和影像图片，是医学影像学专业医师、技师提高业务能力的重要参考书。

本书封面贴有清华大学出版社防伪标签，无标签者不得销售。

版权所有，侵权必究。侵权举报电话： 010-62782989 13701121933

图书在版编目（CIP）数据

图解骨肌系统影像检查指南 / 袁慧书，徐文坚主编. — 北京：清华大学出版社，2017

ISBN 978-7-302-48510-0

Ⅰ.①图…　Ⅱ.①袁…　②徐…　Ⅲ.①骨疾病 – 影像诊断 – 图解　Ⅳ.① R681.04-64

中国版本图书馆 CIP 数据核字（2017）第 229248 号

责任编辑： 李　君　王　华
封面设计： 罗超霖
责任校对： 王淑云
责任印制： 李红英

出版发行： 清华大学出版社
　　　　　网　　　址：http://www.tup.com.cn, http://www.wqbook.com
　　　　　地　　　址：北京清华大学学研大厦A座　　邮编：100084
　　　　　社 总 机：010-62770175　　　　邮购：010-62786544
　　　　　投稿与读者服务：010-62776969, c-service@tup.tsinghua.edu.cn
　　　　　质量反馈：010-62772015, zhiliang@tup.tsinghua.edu.cn
印 装 者： 三河市铭诚印务有限公司
经　　销： 全国新华书店
开　　本： 185mm×260mm　　**印　张：** 11.5　　**字　数：** 261千字
版　　次： 2017年9月第1版　　**印　次：** 2017年9月第1次印刷
印　　数： 1～3000
定　　价： 88.00元

产品编号：076502-01

编者名单

主　　编　袁慧书　徐文坚

主　　审　徐　克

顾　　问　（按姓氏拼音排序）

　　　　　黄仲奎　梁碧玲　刘斯润　孟悛非

　　　　　屈　辉　王德杭　杨海山

副 主 编　（按姓氏拼音排序）

　　　　　程晓光　郎　宁　李绍林　潘诗农

　　　　　王绍武　姚伟武

编　　者　（按姓氏拼音排序）

　　　　　白荣杰　陈　爽　陈建宇　崔建岭

　　　　　丁建平　丁晓毅　葛英辉　黄仲奎

　　　　　江　波　李小明　梁碧玲　刘吉华

　　　　　刘斯润　柳　林　屈　辉　王晨光

　　　　　王德杭　王仁法　杨本涛　张朝晖

　　　　　郑玄中

图片提供　（按姓氏拼音排序）

　　　　　陈慧莹　陈　宁　陈　雯　田　帅

　　　　　杨本涛　于爱红　叶立娴　赵宇晴

编写秘书　赵宇晴

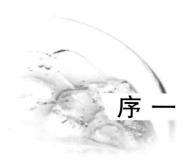

序 一

　　近年来，随着人们健康意识的提高和影像设备与技术的进步，骨肌系统影像检查数量逐年增加。然而在发展迅速的同时，一些弊端由此显现：影像检查方法不规范，影像检查质量参差不齐，影像诊断整体水平有待提高。

　　《图解骨肌系统影像检查指南》由中华医学会放射学会骨肌放射学专业委员会组织，汇集国内骨肌影像诊断顶级专家，以大量的临床诊断实践为基础，凝集着参编专家们在骨肌系统影像诊断方面的多年宝贵资料和经验全力打造，旨在推动骨肌系统影像检查标准的统一和规范，促进骨肌系统影像检查质量和诊断水平的提高。

　　该书文风简洁、条理清楚、重点突出，是一部学术水平高、实用性强的专业参考书，相信本书能得到广大影像专业医生的欢迎与认可，实现提高国内骨肌系统检查质量与诊断水平的初衷。

中华医学会放射学会主任委员

中国医科大学附属第一医院

2016 年 8 月 6 日

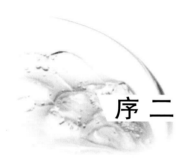

序 二

　　随着临床医学的快速发展，精准医疗成为中国人健康梦必然要求，医学影像学检查在现代临床诊治和判断疾病转归中占有举足轻重的地位。随着现代临床骨科学和运动医学的发展及其临床需求，人体骨肌系统的影像检查近年来不断增多，在人体骨肌系统诞生了许多新的医学影像学检查方法。临床骨科学和现代影像学的发展给我们医学影像学工作者提出了很多新的挑战。在临床信息学和影像归档和通信系统（picture archiving and communication system，PACS）广泛应用于临床的今天，影像技师均在第一线，直接面向患者，如何选择人体骨肌系统的影像检查方法和相应的技术参数，对优质图像的形成和疾病的诊断以及疾病疗效的判断至关重要，期盼有一部关于人体骨肌系统影像检查方法的书籍。医学影像学诊断医生也非常期盼有一部人体骨肌系统影像检查的权威之作。对此，由中华医学会放射学会骨肌放射学专业委员会牵头，组织全国许多相关的知名影像学专家编写了人体骨肌系统的影像检查技术，随后组织医学影像诊断和影像技术诸多专家进行了多次研讨，最后编著了《图解骨肌系统影像检查指南》。

　　该书共分 7 章，内容包括人体骨肌系统各个部位的检查方法，即 X 线摄影、CT 检查和 MRI 检查的方法学选择、患者体位、检查技术要点、图像后处理、图像质量要求等，对此进行详细的论述。

　　该书具有科学性和临床实用性，它是中华医学会放射学会骨肌放射学专业委员会委员们多年来临床诊断和检查经验的结晶，可以为临床医师和影像技师制定检查方案提供参考，相信必将在骨肌系统影像检查规范化的工作中产生巨大影响。

中华医学会影像技术分会主任委员
华中科技大学同济医学院附属协和医院

2016 年 8 月 18 日

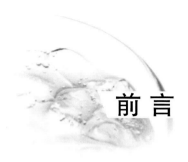

前 言

　　累及骨肌系统的疾病种类繁多，近年来骨肌系统新检查部位、新检查方法层出不穷。我们平时在临床工作中经常看到患者从其他医院带来的骨肌系统影像资料，图像差异很大，有的甚至达不到诊断要求。对此问题，骨肌放射学专业委员会的专家们都有共识，因此大家共同商议决定撰写《图解骨肌系统影像检查指南》。实现骨肌系统影像检查的规范化是我们的工作动力，也是中华医学会放射学会骨肌放射学专业委员会的工作重点之一。《图解骨肌系统影像检查指南》经过骨肌放射学专业委员会两届委员会的共同努力，凝聚了两届委员的智慧和经验，参阅了全球最新的文献，其间还多次邀请了中华医学会影像技术分会的专家们共同商议修订，听取他们的意见和建议，经过近两年的撰写和多次讨论定稿，终于和读者见面了。

　　本书内容主要依据解剖部位编排，共分 7 章，涵盖了头颅、脊柱及胸骨肋骨、上肢关节、上肢骨骼与软组织、下肢关节、下肢骨骼与软组织等骨肌各个系统各个部位，并单独列出了"关节造影检查"一章。本书的一大特点是从影像诊断医生的角度出发，着重阐述 X 线的摄片体位、CT 的图像重组技术及 MRI 序列选择等与诊断最密切相关的问题。对具体的摄片（扫描）参数并没有详细涉及，而是对图像质量提出了标准，希望通过控制图像质量达到扫描技术的规范。

　　《图解骨肌系统影像检查指南》采用条目化的写作风格，凝练基本要点，便于日常工作使用。本书是医学影像学专业医师、技师的日常工作必备参考书，在骨肌系统影像检查规范化中发挥重要作用。

　　《骨肌系统影像检查指南》出版一年来，得到了广大同行的肯定，根据反馈意见，今年我们又在之前工作的基础上，添加了标准的影像摄片体位图片和拍摄（扫描、重组）出来的标准影像图片，是对之前文字部分的有益补充。添加图片后的《图解骨肌系统影像检查指南》重新出版，希望能为广大同行提供更多的帮助。

　　本书编写虽然参阅了大量文献，并经过数次讨论修订，但错误及不当之处在所难免，敬请同道们批评指正。

中华医学会放射学会骨肌放射学专业委员会

北京大学第三医院

2017 年 8 月 10 日

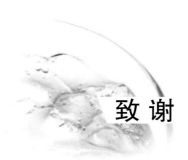

致 谢

· ·

感谢《中华放射学杂志》编辑部高宏主任在本书筹划和编写过程中给予的指导和帮助。

感谢在本书编写过程中所有编者的共同努力，感谢常晓丹、龚沈初、龚向阳、雷新玮、梁志刚、牛金亮、强永乾、宋法亮、宋英儒、田军、王武、于静红、余卫、曾献军、邹月芬教授（按姓氏拼音排序）在指南定稿、修改过程中做出的贡献。

感谢中华医学会影像技术分会余建明主委带领的团队在指南的讨论、修订过程中给予的帮助和支持。

感谢军事医学科学出版社孙宇社长给予的大力帮助，感谢清华大学出版社李君主任在本书的出版过程中给予的大力支持。

感谢北京大学第三医院赵宇晴和田帅在摄片体位图片拍摄过程中的辛苦付出。

目 录

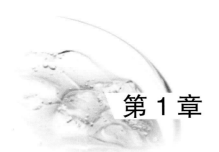

第1章

颅 面 骨

第1节 颅 骨

一、X 线检查

（一）颅骨后前位

1. 摄片技术要点

（1）摄片体位：患者俯卧，下颌内收，前额及鼻尖贴床面中线，头正中矢状面垂直床面并与中线重合，听眦线垂直床面，双外耳孔与床面等距（图1-1-1）。

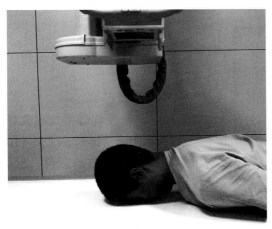
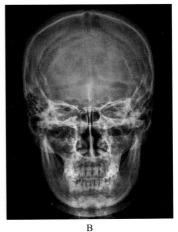

A   B

图 1-1-1　颅骨后前位 X 线片

A. 摄片体位；B. 标准图像

（2）投照野：25cm×30cm。

（3）中心线：从枕外粗隆经眉间中点垂直射入。

2. 图像质量要求

图像应包括全部颅骨及下颌骨升支；要求矢状缝、鼻中隔居中，两眼眶等大对称，额顶骨显示良好，颞骨、枕骨、筛骨及蝶骨等可部分显示。

（二）颅骨侧位

1. 摄片技术要点

（1）摄片体位：患者俯卧，被检侧贴于床面，头正中矢状面与床面平行，两外耳孔连线垂直床面（图1-1-2）。

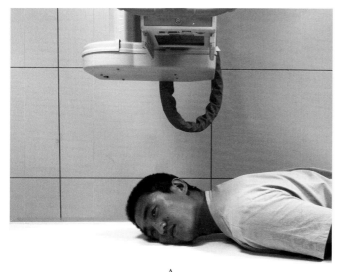

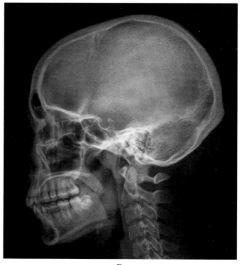

图 1-1-2　颅骨侧位 X 线片

A. 摄片体位；B. 标准图像

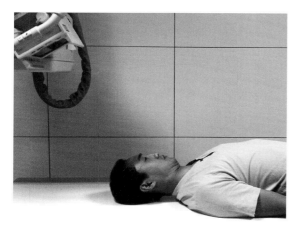

图 1-1-3　汤氏位 X 线摄片体位

（2）投照野：25cm×30cm。

（3）中心线：对准外耳孔前、上各 2.5cm 处垂直射入。

2. 图像质量要求

额骨、顶骨及枕骨等显示良好；颅底前、中、后窝呈阶梯状排列亦显示较好；蝶鞍骨皮质显示清晰，左右前床突、后床突重叠；眶板投影为一条线。

（三）汤氏位（头颅前后方向半轴位）

1. 摄片技术要点

（1）摄片体位：患者仰卧，下颌内收，头正中矢状面及听眦线皆与床面垂直（图 1-1-3）。

（2）投照野：25cm×30cm。

（3）中心线：向足侧倾斜 30°角，通过眉间上 10cm 经枕外粗隆射入。

2. 图像质量要求

图像应包括全部枕骨、岩骨、眶骨及下颌骨升支；两侧内听道位于岩骨正中清晰显示，鞍背位于枕骨大孔内 1/2 处清晰显示。

二、CT 检查

（一）颅骨 CT 平扫

1. 检查技术要点

（1）非螺旋扫描模式

1）扫描范围：从听眦线平面连续向上扫描至颅顶。

2）扫描角度：平行于听眦线。

3）层厚：≤5mm。

（2）螺旋扫描模式

1）检查体位：仰卧位。

2）扫描范围：从颅底至颅顶。

3）重建算法：采用骨重建和标准重建算法分别观察骨组织和软组织。

4）重组方法：横断面、矢状面、冠状面，必要时补充容积再现或表面遮盖三维重组图像。横断面平行于颅底，矢状面平行于颅脑正中矢状面，冠状面垂直于颅底。层厚≤5mm；颅底部或重要解剖区域，可用1～3mm层厚（图1-1-4～图1-1-6）。

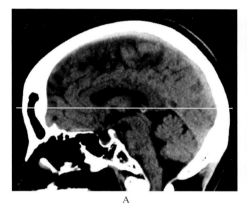 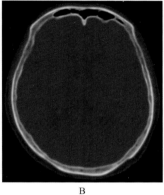 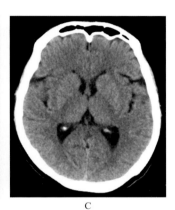

图 1-1-4　颅骨 CT 平扫横断面
A. 定位像；B. 骨窗；C. 软组织窗

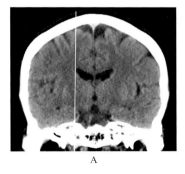 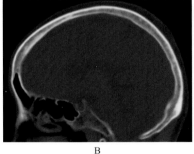 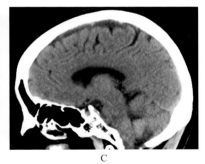

图 1-1-5　颅骨 CT 平扫矢状面
A. 定位像；B. 骨窗；C. 软组织窗

2．图像质量要求

（1）清楚显示颅骨形态、骨质结构及颅外软组织，脑组织结构显示清晰。

（2）照片须包括软组织窗和骨窗两种图像，尚须包含定位像及定位线。

（二）颅骨 CT 增强扫描

1．检查技术要点

（1）增强扫描前须有颅骨 CT 平扫。

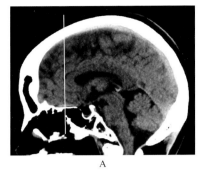
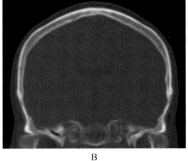
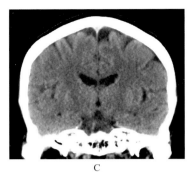

图 1-1-6　颅骨 CT 平扫冠状面

A. 定位像；B. 骨窗；C. 软组织窗

（2）推荐动脉晚期扫描，必要时动脉晚期和静脉期双期扫描。

（3）检查技术要点同颅骨 CT 平扫。

2. 图像质量要求

动脉晚期图像要求扫及层面动脉明显强化；静脉期要求静脉内对比剂填充。余同颅骨 CT 平扫（图 1-1-7）。

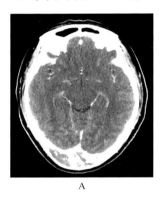
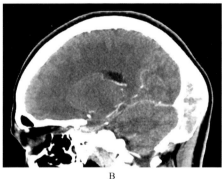
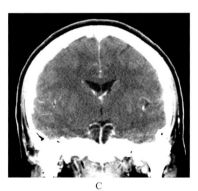

图 1-1-7　颅骨 CT 增强扫描

A. 横断面软组织窗；B. 矢状面软组织窗；C. 冠状面软组织窗

三、MRI 检查

（一）颅骨 MRI 平扫

1. 检查技术要点

（1）线圈：头部相控阵线圈。

（2）成像范围：颅底至颅顶。包括全部的颅脑组织，下至枕骨大孔水平。

（3）检查序列与要求

1）基本检查序列：横断面 T_1WI、T_2WI、矢状面 T_1WI 或 T_2WI。层厚≤5mm；颅底部或重要解剖区域，可用 1～3mm 层厚。

2）辅助检查序列：脂肪抑制序列，根据病变情况可加扫冠状面。

2. 图像质量要求

（1）颅顶至枕骨大孔水平骨质清晰显示，脑组织灰白质对比清晰，脑沟、脑裂及脑室结构显示良好。

（2）无明显伪影或不影响结构观察（图1-1-8、图1-1-9）。

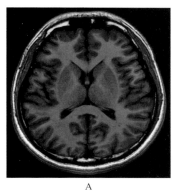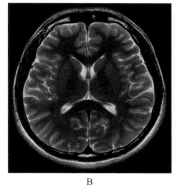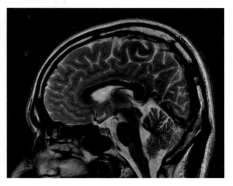

A　　　　　　　　　　B

图1-1-8　颅骨MRI平扫横断面　　　图1-1-9　颅骨MRI平扫矢

A. T_1WI；B. T_2WI　　　　　　　　状面 T_2WI

（二）颅骨 MRI 增强扫描

1. 检查技术要点

（1）增强扫描前须至少有一个方位的 T_1WI 脂肪抑制图像。

（2）注射对比剂后进行横断面、冠状面脂肪抑制 T_1WI 扫描，保证至少有一个序列与平扫 T_1WI 方位相同、参数相当。

（3）辅助检查序列：3D 脂肪抑制快速序列。

（4）脂肪抑制 T_1WI 高信号病灶建议使用减影技术。

2. 图像质量要求

扫描区域血管内可见明显对比剂充盈。余同颅骨 MRI 平扫（图1-1-10）。

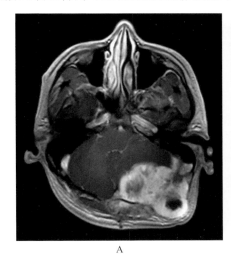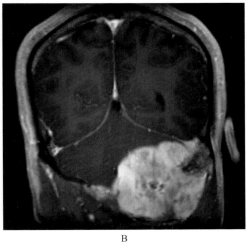

A　　　　　　　　　　　　B

图1-1-10　颅骨MRI增强扫描

A. 横断面脂肪抑制 T_1WI＋C；B. 冠状面脂肪抑制 T_1WI＋C

（王绍武）

第2节 眼 眶

一、X 线检查

（一）眼眶正位

1. 摄片技术要点

（1）摄片体位：同颅骨正位。

（2）投照野：20cm×25cm。

（3）中心线：以眼眶为中心，向足侧倾斜23°。

2. 图像质量要求

图像应清晰显示眼眶的形态、眶骨骨质改变、不透 X 线的眼球和眼眶内异物等（图 1-2-1）。

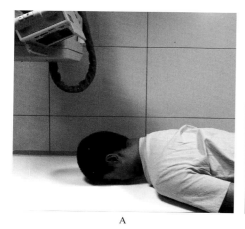
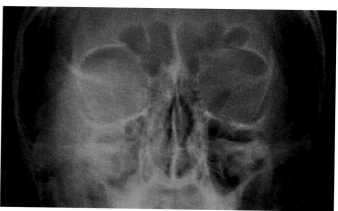

A

B

图 1-2-1 眼眶正位 X 线片

A. 摄片体位；B. 标准图像

（二）眼眶侧位

1. 摄片技术要点

（1）摄片体位：同颅骨侧位。

（2）投照野：20cm×25cm。

（3）中心线：以眼眶为中心。

2. 图像质量要求

图像应清晰显示不透 X 线异物、眼眶和蝶鞍形态及骨质改变（图 1-2-2）。

二、CT 检查

（一）眼眶 CT 平扫

1. 检查技术要点

（1）非螺旋扫描模式

1）扫描范围：从听眶下线至眶顶，病变较大时可根据需要扩大扫描范围。

2）扫描角度：平行于听眶下线。

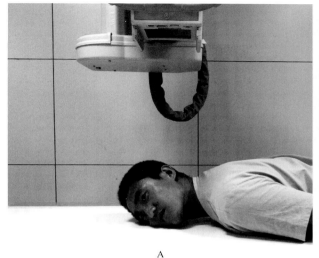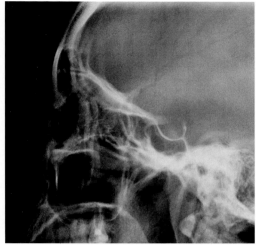

A   B

图 1-2-2　眼眶侧位 X 线片

A. 摄片体位；B. 标准图像

　　3）层厚：≤5mm。

　　（2）螺旋扫描模式

　　1）检查体位：仰卧位。

　　2）扫描范围：从听眶下线至眶顶。

　　3）重建算法：采用骨重建和标准重建算法分别观察骨组织和软组织。

　　4）重组方法：横断面、矢状面、冠状面，必要时补充容积再现或表面遮盖三维重组图像。重组平面以视神经的解剖为基准。层厚≤3mm。

　　2. 图像质量要求

　　（1）清楚显示眼部解剖及其附属结构、眶壁并扫及颅面骨形态和骨质结构。

　　（2）照片须包括软组织窗和骨窗两种图像，尚须包含定位像及定位线（图 1-2-3～图 1-2-5）。

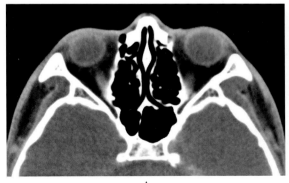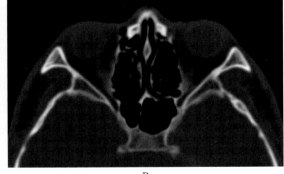

A   B

图 1-2-3　眼眶 CT 平扫横断面

A. 软组织窗；B. 骨窗

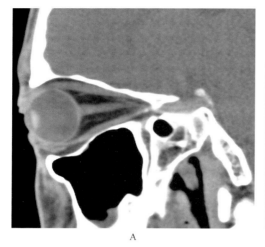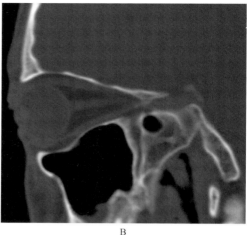

图 1-2-4　眼眶 CT 平扫矢状面

A. 软组织窗；B. 骨窗

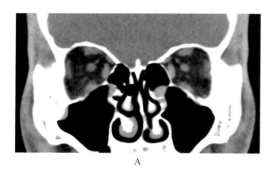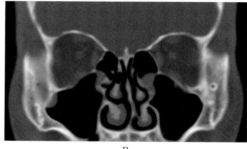

图 1-2-5　眼眶 CT 平扫冠状面

A. 软组织窗；B. 骨窗

（二）眼眶 CT 增强扫描

1. 检查技术要点

（1）增强扫描前须有眼眶 CT 平扫。

（2）推荐动脉晚期扫描，必要时动脉晚期和静脉期双期扫描。

（3）检查技术要点同眼眶 CT 平扫（图 1-2-6）。

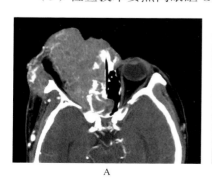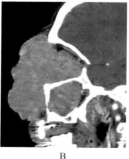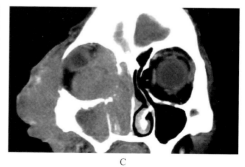

图 1-2-6　眼眶 CT 增强扫描

A. 横断面软组织窗；B. 矢状面软组织窗；C. 冠状面软组织窗

2. 图像质量要求

动脉晚期图像要求扫及层面动脉明显强化；静脉期要求静脉内对比剂填充。余同眼眶 CT 平扫。

三、MRI 检查

（一）眼眶 MRI 平扫

1. 检查技术要点

（1）线圈：头线圈。

（2）成像范围：眶底到眶顶，FOV：16cm×16cm。

（3）检查序列与要求：

1）基本检查序列：横断面 T_1WI、T_2WI，冠状面 T_1WI 或 T_2WI，层厚 2～4mm。横断面平行于视神经；冠状面垂直硬腭。

2）辅助检查序列：脂肪抑制序列；神经病变、眶顶、眶底以及视交叉病变须平行视神经加扫斜矢状面，分两个序列扫描，避免交叉伪影。

2. 图像质量要求

（1）清晰显示眼部解剖及其附属结构、眶壁及适当的颅面骨。

（2）无明显伪影或不影响结构观察（图 1-2-7、图 1-2-8）。

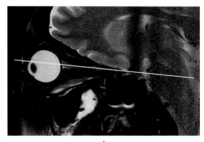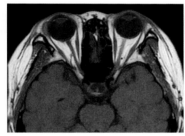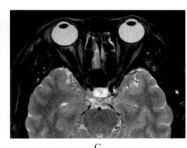

| A | B | C |

图 1-2-7 眼眶 MRI 平扫横断面

A. 定位像；B. T_1WI；C. 脂肪抑制 T_2WI

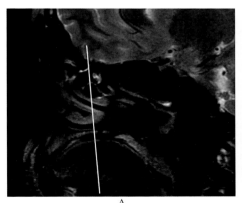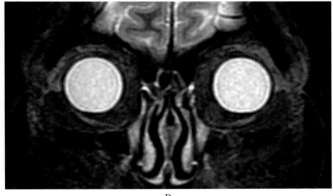

| A | B |

图 1-2-8 眼眶 MRI 平扫冠状面

A. 定位像；B. 脂肪抑制 T_2WI

（二）眼眶 MRI 增强扫描

1. 检查技术要点

（1）增强扫描前须至少有一个方位的 T_1WI 脂肪抑制图像。

（2）注射对比剂后进行横断面、冠状面脂肪抑制 T_1WI 扫描，保证至少有一个序列与平扫 T_1WI 方位相同、参数相当。

（3）辅助检查序列：3D 脂肪抑制快速序列。

（4）脂肪抑制 T_1WI 高信号病灶建议使用减影技术。

2. 图像质量要求

扫描区域血管内可见明显对比剂充盈。余同眼眶 MRI 平扫（图 1-2-9）。

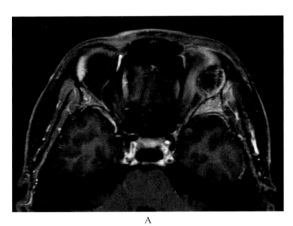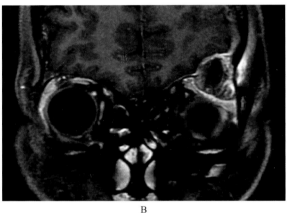

A   B

图 1-2-9　眼眶 MRI 增强扫描

A. 横断面脂肪抑制 T_1WI+C；B. 冠状面脂肪抑制 T_1WI+C

（王绍武　杨本涛）

第 3 节　颞下颌关节

一、X 线检查

颞下颌关节开口闭口位

1. 摄片技术要点

（1）摄片体位：双侧张口、闭口位，以对照观察。患者俯卧于床面上，头颅转成侧位，被检侧紧贴床面。对侧前胸稍抬高，外耳孔放置投照野中心后上方 2.5cm 处。头颅矢状面与床面平行，瞳间线垂直床面。对侧手握拳，支垫下颌部，使头颅平稳不动。

（2）投照野：尽量使用小投照野。

（3）中心线：向足侧倾斜 25°～30°，对准对侧颞颌关节上方 5cm 处，通过被检侧颞下颌关节射入。

2．图像质量要求

显示颞下颌关节外上 1/3 侧斜位影像，颞骨岩部投影于髁状突的下方，可以同时显示关节窝、关节结节、髁状突及关节间隙（图 1-3-1）。

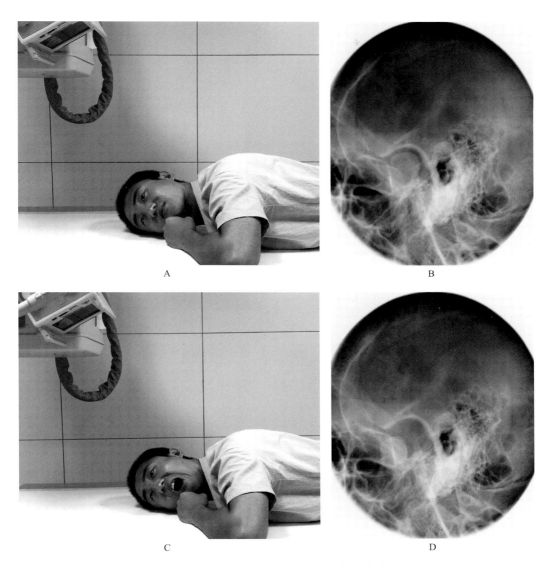

图 1-3-1　颞下颌关节开口闭口位 X 线片

A. 闭口位摄片体位；B. 闭口位标准图像；C. 开口位摄片体位；D. 开口位标准图像

二、CT 检查

颞下颌关节 CT 平扫

1．检查技术要点

（1）检查体位及扫描模式：仰卧位，听眦下线垂直床面，螺旋扫描。

检查方位：横断面扫描，三维重组。

（2）扫描范围：自眉弓至下颌角平面。

（3）重建算法：用骨算法、标准算法分别观察骨质及软组织结构。

（4）重组方法：常规采用横断面、矢状面和冠状面重组图像，必要时补充曲面、容积再现等三维图像。层厚≤2mm，推荐层厚：≤1mm。

2. 图像质量要求

图像应左右对称，包括完整的关节腔结构（图1-3-2～图1-3-4）。

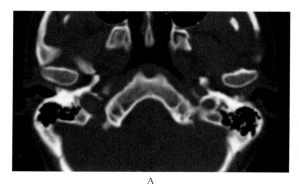
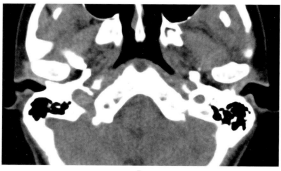

A　　　　　　　　　　　　　　　　B

图1-3-2　颞下颌关节CT平扫横断面

A. 骨窗；B. 软组织窗

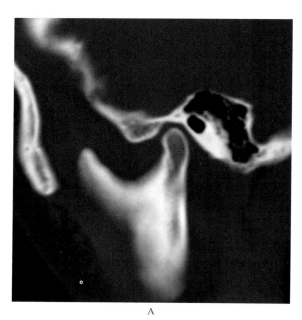
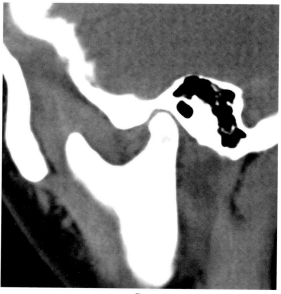

A　　　　　　　　　　　　　　　　B

图1-3-3　颞下颌关节CT平扫矢状面

A. 骨窗；B. 软组织窗

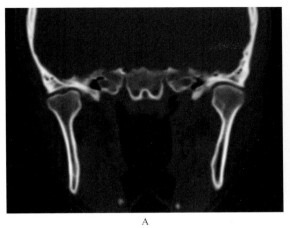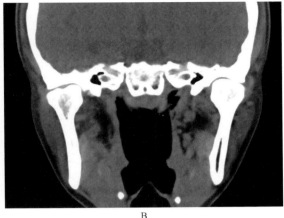

A   B

图 1-3-4　颞下颌关节 CT 平扫冠状面

A. 骨窗；B. 软组织窗

三、MRI 检查

颞下颌关节 MRI 平扫

1. 检查技术要点

（1）线圈和体位：推荐使用颞下颌关节专用线圈。仰卧，张口、闭口位扫描。张口位时上、下门齿之间放置支持物，尽量张大口。

（2）成像范围：颞下颌关节区域，推荐 FOV：10cm×10cm。

（3）检查序列与要求

1）基本检查序列

① 横断面、冠状面：T_1WI 或 PD/T_2WI。层厚≤3mm，层间距≤1mm。

② 开口、闭口斜矢状面：垂直于横断面和冠状面所显示的颞下颌关节面。常规行 T_1WI、脂肪抑制 PDWI 扫描。层厚≤3mm，层间距≤1mm。

2）辅助检查序列：GRE 序列。

2. 图像质量要求

（1）清晰显示颞下颌关节解剖结构。

（2）无明显伪影或不影响结构观察（图 1-3-5～图 1-3-7）。

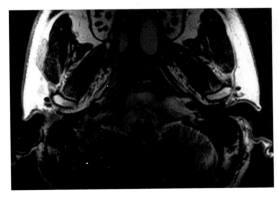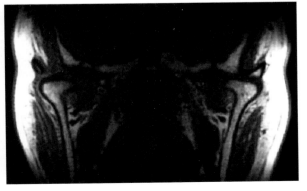

图 1-3-5　颞下颌关节 MRI 平扫横断面 T_2WI 图 1-3-6　颞下颌关节 MRI 平扫冠状面 T_1WI

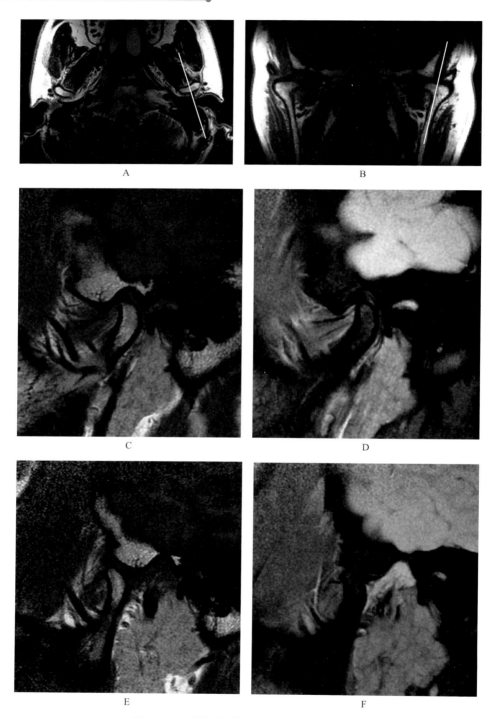

图 1-3-7 颞下颌关节 MRI 平扫斜矢状面

（A. 定位像 1；B. 定位像 2；C. 闭口 T_1WI；D. 闭口脂肪抑制 PDWI；E. 开口 T_1WI；
F. 开口脂肪抑制 PDWI）

（潘诗农　王绍武）

第4节 颌 面 骨

一、X 线检查

（一）鼻骨侧位

1. 摄片技术要点

（1）摄片体位：患者俯卧位，头转成侧位，对侧胸部稍抬起，肘部弯曲，用于支撑下颌，头颅矢状面与床面平行，瞳间线垂直床面，将鼻根下方 2cm 处放于投照野中心。

（2）投照野：12cm×17cm。

（3）中心线：通过鼻骨中部，与鼻骨相切射入。

2. 图像质量要求

侧位重叠影像显示清晰（图 1-4-1）。

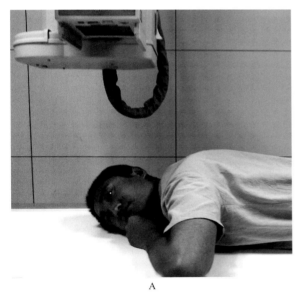
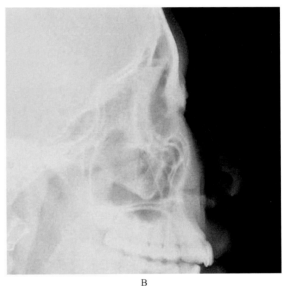

图 1-4-1 鼻骨侧位 X 线片

A. 摄片体位；B. 标准图像

（二）颧弓轴位

1. 摄片技术要点

（1）摄片体位：患者俯卧，头部尽量后仰，下颌前伸放于投照野中心上方 5cm 处。头向对侧转 15°，并使头颅正中矢状面与床面成 75°。

（2）投照野：20cm×25cm。

（3）中心线：管球向足侧倾斜 10°～15°，使中心线与听眶线垂直，对准颧弓中点或眼角后外方约 4cm 处。

2. 图像质量要求

颧骨弓全长显示于颞骨外侧，骨质清晰（图 1-4-2）。

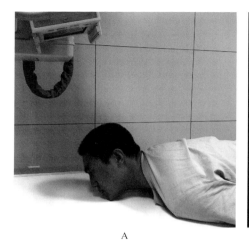
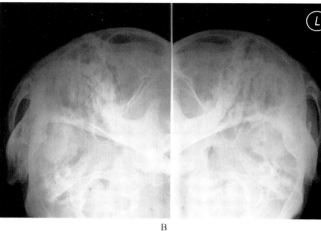

图 1-4-2 颧弓轴位 X 线片

A. 摄片体位；B. 标准图像

二、CT 检查

颌面骨 CT 平扫

1. 检查技术要点

（1）检查体位及扫描模式：仰卧位，螺旋扫描。

（2）扫描范围：自眉弓上方至下颌骨下缘。

（3）重建算法：骨算法、标准算法分别观察骨质及软组织结构。

（4）重组方法：常规采用横断面和冠状面重组图像和表面遮盖三维重组图像，必要时补充矢状面、曲面、容积再现、表面遮盖等三维重组图像。观察鼻骨层厚≤2mm，推荐层厚≤1mm。观察其他颌面骨，层厚≤3～5mm。

2. 图像质量要求

图像应左右对称，包括完整颌面诸骨。骨质结构及周围软组织显示良好（图 1-4-3～

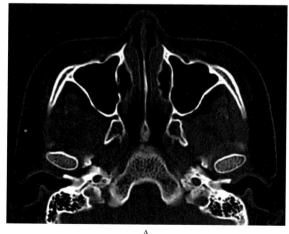
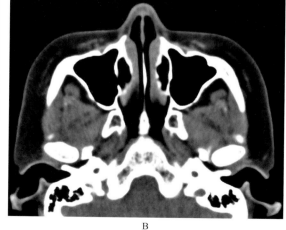

图 1-4-3 颌面骨 CT 平扫横断面

A. 骨窗；B. 软组织窗

图 1-4-5)。

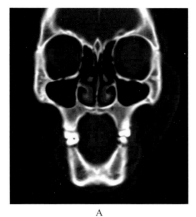
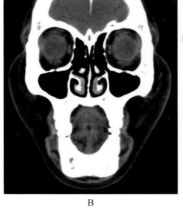
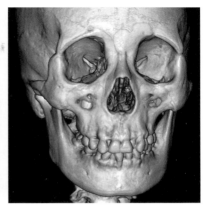

图 1-4-4 颌面骨 CT 平扫冠状面

A. 骨窗；B. 软组织窗

图 1-4-5 颌面骨 CT 平扫表面
遮盖三维重建

三、MRI 检查

（一）颌面骨 MRI 平扫

1. 检查技术要点

（1）线圈：头部相控阵线圈。

（2）成像范围：眶顶至下颌骨下缘。

（3）检查序列与要求

1）基本检查序列：横断面 T_1WI、T_2WI、冠状面 T_1WI 或 T_2WI。

2）辅助检查序列：脂肪抑制序列，根据病变情况可加扫矢状面。

2. 图像质量要求

（1）颌面诸骨骨质及周围软组织清晰显示。

（2）无明显伪影或不影响结构观察（图 1-4-6、图 1-4-7）。

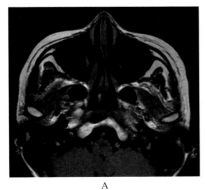
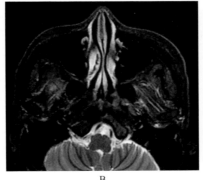
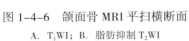
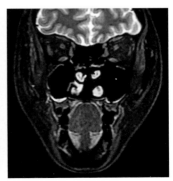

图 1-4-6 颌面骨 MRI 平扫横断面

A. T_1WI；B. 脂肪抑制 T_2WI

图 1-4-7 颌面骨 MRI 平扫冠状面
脂肪抑制 T_2WI

（二）颌面骨 MRI 增强扫描

1. 检查技术要点

（1）增强扫描前须至少有一个方位的 T_1WI 脂肪抑制图像。

（2）注射对比剂后进行横断面、冠状面脂肪抑制 T_1WI 扫描，保证至少有一个序列与平扫 T_1WI 方位相同、参数相当。

（3）辅助检查序列：3D 脂肪抑制快速序列。

（4）脂肪抑制 T_1WI 高信号病灶建议使用减影技术。

2. 图像质量要求

扫描区域血管内可见明显对比剂充盈。余同颌面骨 MRI 平扫（图 1-4-8）。

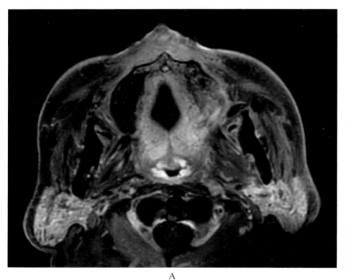
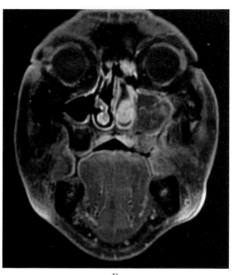

　　　　　　　　A　　　　　　　　　　　　　　　　　　　　B

图 1-4-8　颌面骨 MRI 增强扫描

A. 横断面脂肪抑制 T_1WI+C；B. 冠状面 T_1WI+C

（王绍武　杨本涛）

本章图片提供：陈雯、杨本涛、赵宇晴

第2章

脊柱、胸骨和肋骨

第1节 颈 椎

一、X 线检查

（一）第 1、2 颈椎开口正位

1. 摄片技术要点

（1）摄片体位：患者立位或仰卧位，头颅正中矢状面与床面垂直。上颌门齿咬合面与乳突尖端的连线垂直于床面。曝光时，患者口尽量张大。

（2）中心线：经两嘴角连线中点垂直射入。

（3）注意事项：颈椎开口位摄影时，应取出口内的活动假牙。

2. 图像质量要求

（1）图像范围包括环枢关节，齿状突投影于正中线，两侧关节间隙对称。

（2）齿状突与枕骨和牙齿无重叠（图 2-1-1）。

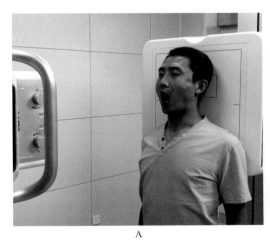
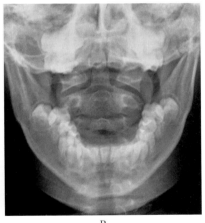

A   B

图 2-1-1　第 1、2 颈椎开口正位 X 线片

A. 摄片体位；B. 标准图像

（二）颈椎正位

1. 摄片技术要点

（1）摄片体位：仰卧或站立位，双上肢置于体侧，头稍后仰，使听鼻线垂直于床面。

（2）投照野：上缘超过外耳孔，下缘平胸骨柄切迹，两侧含颈部软组织。

（3）中心线：通过甲状软骨下 2cm，向头侧倾斜 7°～10°。

2. 图像质量要求

（1）图像包括 C_1 至 T_1 的全部椎骨及两侧颈部软组织。

（2）诸椎体位于图像中线，棘突投影于正中线，两侧钩椎关节对称显示。第 4、第 5 颈椎椎体各缘呈切线位显示。

（3）椎间关节、棘突和横突均清晰可见，椎间隙清晰显示。诸骨小梁清晰显示，周围软组织层次可见（图 2-1-2）。

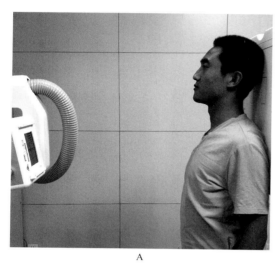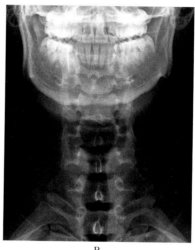

A   B

图 2-1-2 颈椎正位 X 线片

A. 摄片体位；B. 标准图像

（三）颈椎侧位（常规右侧位）

1. 摄片技术要点

（1）摄片体位：患者立位，右侧靠近摄影架。双肩尽量下垂，身体正中矢状面平行于摄影架。头稍后仰，颈部置于投照野中线。

（2）投照野：上缘超过外耳孔 2cm，下缘平胸骨柄切迹，前后含颈部软组织。

（3）中心线：经下颌角向下 2cm 处水平射入。

2. 图像质量要求

（1）图像包括 C_1 至 T_1 椎骨及颈部前后软组织。

（2）C_4、C_5 椎体各缘无双边现象，枕骨与环椎关节间隙清晰显示。

（3）C_1 至 C_7 椎间隙、椎体骨皮质、骨小梁结构清晰显示，颈部软组织层次可见（图 2-1-3）。

（四）颈椎后斜位

1. 摄片技术要点

（1）摄片体位：受检者背向摄影架站立，身体侧后方贴紧摄影架面板。左后斜位身体左后面贴紧摄影架面板，右后斜位身体右后面贴紧摄影架面板。身体冠状面与面板呈 50°～60°。头稍后仰，使听鼻线呈水平状态。

（2）投照野：上缘超过外耳孔 2cm，下缘包括 T_1，两侧含颈部软组织。

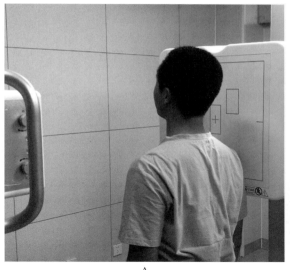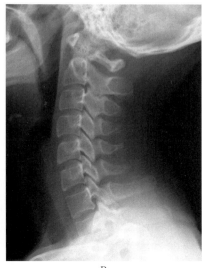

A B

图 2-1-3　颈椎侧位 X 线片

A. 摄片体位；B. 标准图像

（3）中心线：向头侧倾斜 10°～15°，经甲状软骨的颈部中间射入。

2. 图像质量要求

（1）图像包括 C₁ 至 T₁ 全部脊椎及两侧颈部软组织；诸椎体显示于影像中线。

（2）椎体骨皮质和骨小梁结构清晰显示，周围软组织层次可见。

（3）左后斜位清楚显示右侧椎间孔、椎弓根和椎间小关节。右后斜位清楚显示左侧椎间孔、椎弓根和椎间小关节（图 2-1-4）。

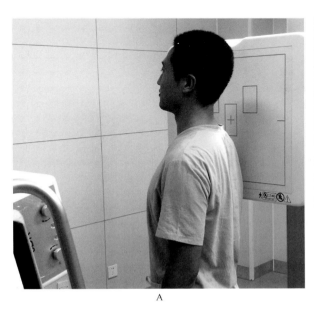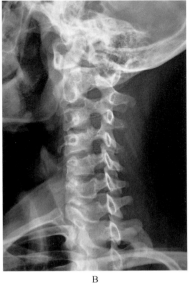

A B

图 2-1-4　颈椎后斜位 X 线片

A. 摄片体位（右后斜位）；B. 标准图像（右后斜位）

（五）颈椎过屈位

1. 摄片技术要点

（1）摄片体位：受检者站立于摄影架前，右侧靠近摄影架。双肩尽量下垂，身体正中矢状面平行于摄影架面板。躯干直立，头颈尽力前屈。

（2）投照野：上缘超过外耳孔 2cm，下缘平胸骨柄切迹，前后含颈部软组织。

（3）中心线：经下颌角处水平射入。

（4）注意事项：疑诊不稳定骨折和骨质破坏致颈椎不稳定者避免此项检查。

2. 图像质量要求

（1）图像包括 C_1 至 T_1 椎骨及颈部前后软组织。

（2）颈椎呈过屈状态，C_4、C_5 椎体各缘无双边现象，枕骨与环椎关节间隙清晰显示。

（3）椎间隙、椎体骨皮质、骨小梁结构清晰显示（图 2-1-5）。

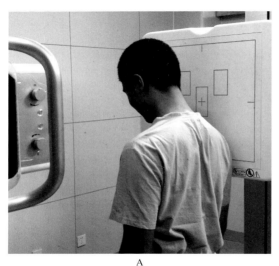 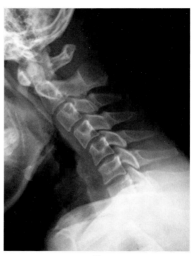

A   B

图 2-1-5 颈椎过屈位 X 线片

A. 摄片体位；B. 标准图像

（六）颈椎过伸位

1. 摄片技术要点

（1）摄片体位：受检者站立于摄影架前，右侧靠近摄影架。双肩尽量下垂，身体正中矢状面平行于摄影架面板。躯干直立，头颈尽力后仰。

（2）投照野：上缘超过外耳孔 2cm，下缘平胸骨柄切迹，前后含颈部软组织。

（3）中心线：经喉结后方 4cm 处水平射入。

（4）注意事项：疑诊不稳定骨折和骨质破坏致颈椎不稳定者避免此项检查。

2. 图像质量要求

（1）图像包括 C_1 至 T_1 椎骨及颈部前后软组织。

（2）颈椎呈过伸状态，C_4、C_5 椎体各缘无双边现象，枕骨与环椎关节间隙清晰显示。

（3）椎间隙、椎体骨皮质、骨小梁结构清晰显示（图 2-1-6）。

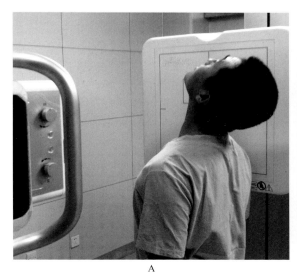
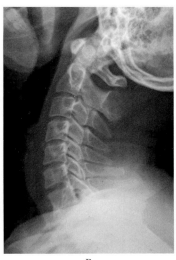

图 2-1-6　颈椎过伸位 X 线片

A. 摄片体位；B. 标准图像

二、CT 检查

（一）颈椎 CT 平扫

1. 检查技术要点

（1）非螺旋椎间盘扫描模式

1）检查范围：以椎间盘为中心，上下范围包含整个椎间孔。常规扫描 C_4/C_5～C_7/T_1 椎间盘，如临床有特殊需求，根据临床需求定位。

2）扫描角度：平行于该椎间盘的中心线。

3）扫描层厚：层厚≤3mm。

（2）非螺旋颈椎扫描模式

1）扫描范围：包括颈椎椎体和附件全部结构，如临床有特殊需求，根据临床需求定位，颈椎曲度较大者应分段扫描，以确保扫描平面与椎体横断面平行。

2）扫描角度：平行于脊椎椎体横断面。

3）层厚≤3mm。

（3）螺旋扫描模式

1）扫描范围：从颅底至 T_1。

2）重建算法：常规采用标准算法重建图像，推荐使用软组织算法图像观察椎间盘，骨算法观察骨质结构。

3）重组方法：常规采用横断面和矢状面重组图像，必要时冠状面、曲面、容积再现等三维图像。重组平面必须以目标椎体的解剖标准面为基准。

① 椎间盘横断面：根据冠矢状图像，重建平面平行于椎间盘轴线，依次重组（C_2/C_3～C_7/T_1）横断面图像，层厚≤3mm，上下范围包括相邻椎体终板和椎间孔。

② 脊椎横断面：层厚≤3mm。颈椎曲度较直者选用一条或多条中心线，一次重组全部颈

椎或依次重组多个相邻颈椎。颈椎曲度较大者每一脊椎选用一条中心线，依次对每个颈椎进行重组。

③ 脊椎矢状面：层厚≤3mm。重建平面平行于椎体长轴和脊椎正中矢状面，范围包括颈椎和病变累及的椎旁软组织。

4）窗宽和窗位：重建图像和摄片必须包含软组织窗、骨窗。

2. 图像质量要求

（1）清楚显示椎间盘、骨质结构和软组织。

（2）照片须包括软组织窗和骨窗两种图像，尚须包含定位像及定位线（图 2-1-7、图 2-1-8）。

（二）颈椎 CT 增强扫描

1. 检查技术要点

（1）增强扫描前须有颈椎 CT 平扫。

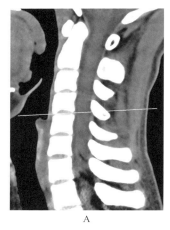
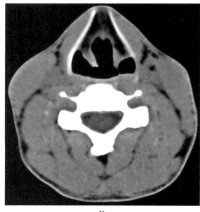
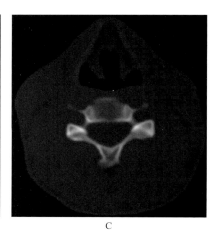

A   B   C

图 2-1-7 颈椎 CT 平扫横断面

A. 定位像；B. 软组织窗；C. 骨窗

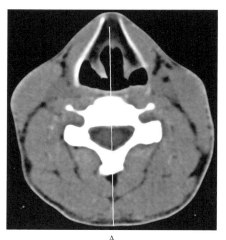
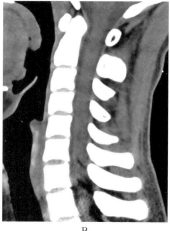
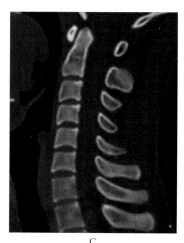

A   B   C

图 2-1-8 颈椎 CT 平扫矢状面

A. 定位像；B. 软组织窗；C. 骨窗

（2）推荐动脉晚期扫描，必要时动脉晚期和静脉期双期扫描。

（3）检查技术要点同颈椎 CT 平扫。

2. 图像质量要求

动脉晚期图像要求扫及层面动脉明显强化；静脉期要求静脉内对比剂填充。余同颈椎 CT 平扫（图 2-1-9）。

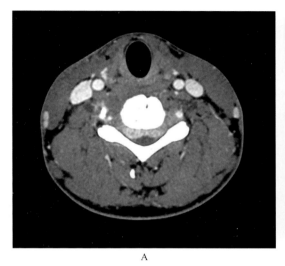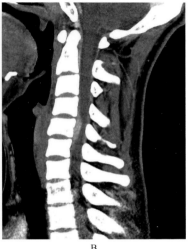

图 2-1-9　颈椎 CT 增强扫描

A. 横断面；B. 矢状面

三、MRI 检查

（一）颈椎 MRI 平扫

1. 检查技术要点

（1）线圈：推荐相控阵线圈。

（2）成像范围：颅底至 T_2 水平。

（3）检查序列与要求

1）基本检查方位和序列：矢状面 T_1WI、T_2WI 及脂肪抑制 T_2WI 或 STIR 或水脂分离序列，平行于颈髓纵轴，范围应包括双侧椎间孔。横断面 T_2WI，扫描角度平行于椎间盘，每个椎间盘需三层以上，层厚≤3mm。

2）辅助检查方位和序列：冠状面（环枕交界区为基本检查方位），垂直于兴趣区脊髓或椎体纵轴。层厚≤3mm。

2. 图像质量要求

（1）脊椎椎体、椎管内结构、椎间盘和软组织等显示良好。

（2）无明显伪影或不影响结构观察（图 2-1-10、图 2-1-11）。

（二）颈椎 MRI 增强扫描

1. 检查技术要点

（1）增强扫描前须至少有一个方位的 T_1WI 脂肪抑制图像。

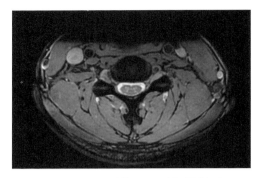

图 2-1-10　颈椎 MRI 平扫横断面
脂肪抑制 T$_2$WI

（2）注射对比剂后进行横断面、矢状面脂肪抑制 T$_1$WI 扫描，保证至少有一个序列与 T$_1$WI 平扫方位相同、参数相当。

（3）辅助检查序列：3D 脂肪抑制快速序列。

（4）脂肪抑制 T$_1$WI 高信号病灶建议使用减影技术。

2. 图像质量要求

扫描区域血管内可见明显对比剂充盈。余同颈椎 MRI 平扫（图 2-1-12）。

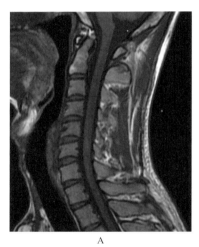
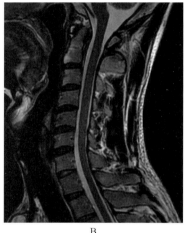
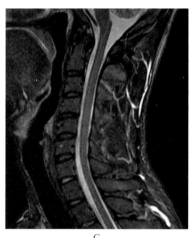

A　　　　　　　　　B　　　　　　　　　C

图 2-1-11　颈椎 MRI 平扫矢状面
A. T$_1$WI；B. T$_2$WI；C. 脂肪抑制 T$_2$WI

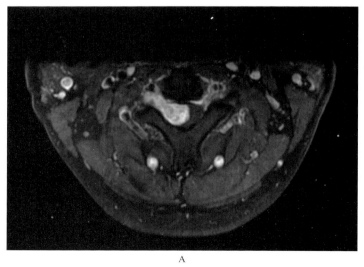
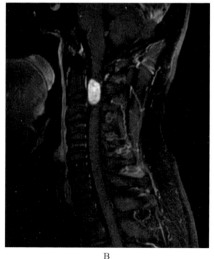

A　　　　　　　　　　　　　　　B

图 2-1-12　颈椎 MRI 增强扫描
A. 横断面脂肪抑制 T$_1$WI＋C；B. 矢状面脂肪抑制 T$_1$WI＋C

四、影像检查方法选择

（1）颈椎 X 线检查观察颈椎曲度和顺列，双斜位 X 线检查观察椎间孔；颈椎过伸和过屈位 X 线检查观察颈椎的稳定性。

（2）颈椎 CT 检查在观察颈椎骨质改变有优势；颈椎 MRI 观察骨髓信号、椎间盘和椎管内结构优于 X 线检查和 CT 检查。

（3）颈椎 MRI 观察骨质改变，应结合 CT 或 X 线检查。

（刘吉华　徐文坚）

第2节　胸　椎

一、X 线检查

（一）胸椎正位

1. 摄片技术要点

（1）摄片体位：患者取站立位或仰卧位，身体躯干轴线与图像接收板中线重合，身体躯干无旋转。

（2）投照野：上缘包括 C_7（环状软骨下 2cm 处）、下缘包括 L_1（剑突与肚脐连线中点）。

（3）中心线：对准 T_6（双乳头连线中点）垂直射入。

2. 图像质量要求

（1）影像包括 C_7-L_1。

（2）诸椎体显示于影像正中，两侧横突、胸锁关节和相邻肋骨对称显示。椎弓根、椎间关节、棘突和横突均清晰显示。

（3）脊椎骨结构和椎间隙清晰显示，胸椎旁线及周围软组织层次可见（图 2-2-1）。

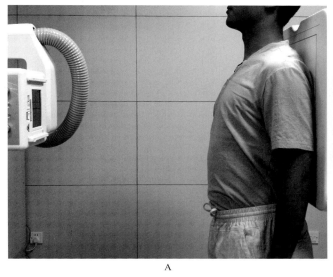
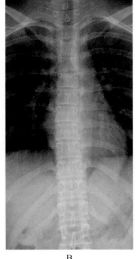

A　　　　　　　　　　　　　　　　B

图 2-2-1　胸椎正位 X 线片

A. 摄片体位；B. 标准图像

（二）胸椎侧位

1. 摄片技术要点

（1）摄片体位：患者取站立位或仰卧位，脊柱长轴与床面长轴平行，胸部冠状位与检查床垂直无旋转。

（2）投照野：上缘包括 C_7（肩部以上 5cm）、下缘包括 L_1（剑突与肚脐连线中点）。

（3）中心线：对准 T_7（双乳头连线）垂直射入。腰部不加棉垫时，中心线向头侧倾斜 $5°\sim 10°$。

2. 图像质量要求

（1）影像应包括 C_7、全部胸椎及 L_1。

（2）椎体显示于图像正中。

（3）脊椎骨结构和椎间隙清晰显示（图 2-2-2）。

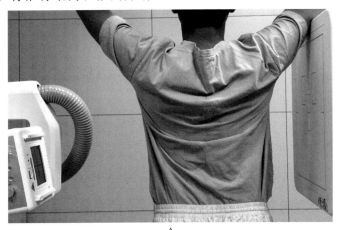
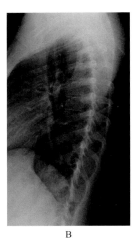

图 2-2-2　胸椎侧位 X 线片

A. 摄片体位；B. 标准图像

二、CT 检查

（一）胸椎 CT 平扫

1. 检查技术要点

（1）非螺旋扫描模式

1）扫描范围：包括 C_7-L_1 全部椎体和附件。

2）扫描角度：平行于胸椎椎体横断面，胸椎曲度较大者须分段打角度扫描，确保扫描面与椎体横断面平行。

3）层厚：$\leqslant 5mm$。

（2）螺旋扫描模式

1）扫描范围：包括 C_7-L_1 全部椎体和附件。

2）重建算法：选用标准算法重建图像，通过软组织窗和骨窗分别观察软组织和骨结构。推荐使用软组织算法和骨算法观察上述结构。

3）重组方法：常规采用横断面和矢状面重组图像，必要时补充冠状面、曲面、容积再现等三维图像。重建平面必须以目标椎体的解剖标准面为基准。横断面层厚≤5mm。对于曲度过大的受检者，须分段重组，范围包全胸椎全部。矢状面层厚≤3mm，范围包括左右椎间孔和病变累及的椎旁软组织。

2. 图像质量要求

（1）清晰显示椎间盘、骨质结构和软组织。

（2）照片须包括软组织窗和骨窗两种图像，尚须包含定位像及定位线（图 2-2-3、图 2-2-4）。

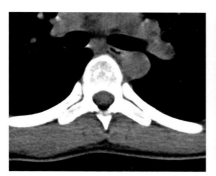
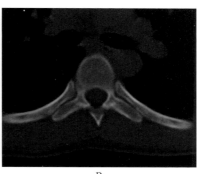
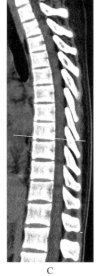

图 2-2-3　胸椎 CT 平扫横断面

A. 软组织窗；B. 骨窗；C. 定位像

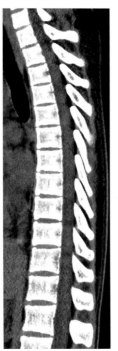
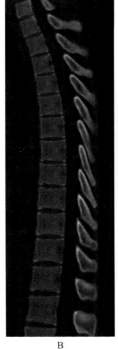
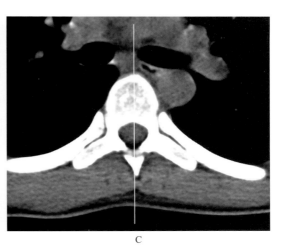

图 2-2-4　胸椎 CT 平扫矢状面

A. 软组织窗；B. 骨窗；C. 定位像

（二）胸椎 CT 增强扫描

1. 检查技术要点

（1）增强扫描前须有胸椎 CT 平扫。

（2）推荐动脉晚期扫描，必要时动脉晚期和静脉期双期扫描。

（3）检查技术要点同胸椎 CT 平扫。

2. 图像质量要求

动脉晚期图像要求扫及层面动脉明显强化；静脉期要求静脉内对比剂填充。余同胸椎 CT 平扫（图 2-2-5）。

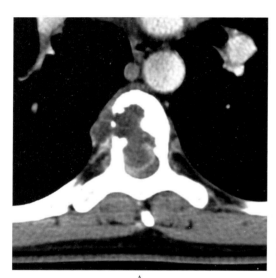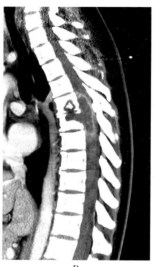

图 2-2-5　胸椎 CT 增强扫描
A. 横断面；B. 矢状面

三、MRI 检查

（一）胸椎 MRI 平扫

1. 检查技术要点

（1）线圈：推荐使用脊柱专业相控阵线圈。

（2）成像范围：上界为 C_7 椎体上缘，下界为 L_1 椎体下缘。或根据临床需求确定扫描范围，但至少有一端的长定位像包括邻近的颈椎或腰椎矢状面图像，以便定位。

（3）检查序列与要求

1）除常规定位相外，须扫描包括 C_1 的长定位相，便于胸椎定位。

2）基本检查序列

① 矢状面 T_1WI、T_2WI、脂肪抑制 T_2WI；扫描平面平行于脊柱解剖正中矢状面，范围应包括双侧椎间孔。层厚 ≤ 3mm。

② 横断面 T_2WI；扫描平面平行于椎体解剖横断面，参考矢状面图像选择病变节段进行针对性扫描（如间盘突出或黄韧带骨化等），层厚 ≤ 4mm，每个节段扫描 3 层以上。如

无明确病变节段，应大范围扫描，层厚≤4mm，可适当增加层间距。

3）辅助检查序列：冠状面脂肪抑制 T_2WI 或 STIR（或 PDWI）或 T_1WI。

2. 图像质量要求

（1）脊椎椎体、椎管内结构、椎间盘和软组织等显示良好。

（2）无明显伪影或不影响结构观察（图 2-2-6、图 2-2-7）。

（二）胸椎 MRI 增强扫描

1. 检查技术要点

（1）增强扫描前须至少有一个方位的 T_1WI 脂肪抑制图像。

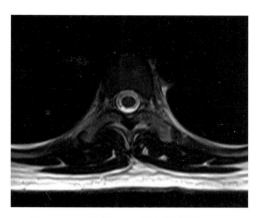

图 2-2-6　胸椎 MRI 平扫横断面 T_2WI

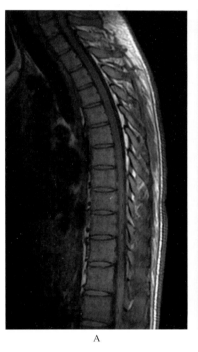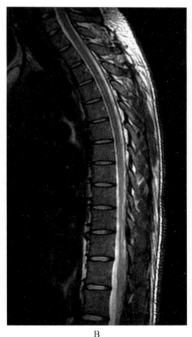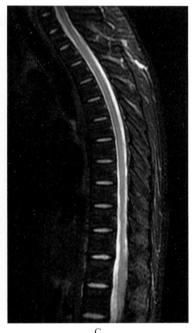

A　　　　　　　　　　B　　　　　　　　　　C

图 2-2-7　胸椎 MRI 平扫矢状面
A. T_1WI；B. T_2WI；C. 脂肪抑制 T_2WI

（2）注射对比剂后进行横断面、冠状面脂肪抑制 T_1WI 扫描，保证至少有一个序列与平扫 T_1WI 方位相同、参数相当。

（3）辅助检查序列：3D 脂肪抑制快速序列。

（4）脂肪抑制 T_1WI 高信号病灶建议使用减影技术。

2. 图像质量要求

扫描区域血管内可见明显对比剂充盈。余同胸椎 MRI 平扫（图 2-2-8）。

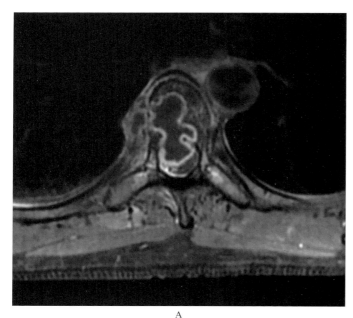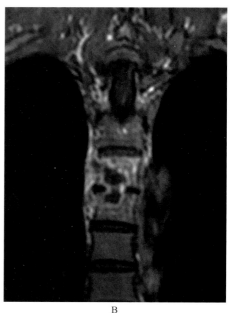

A

B

图 2-2-8　胸椎 MRI 增强扫描

A. 横断面脂肪抑制 T_1WI+C；B. 冠状面脂肪抑制 T_1WI+C

四、影像检查方法选择

（1）观察胸椎曲度和顺列改变首选 X 线检查；观察胸椎骨质改变，X 线检查目前仍是作为首选和基本的检查方法。

（2）CT 可以进行多方位重建，没有影像重叠，用于骨质及骨性椎管的精细观察。

（3）MRI 对于脊髓、硬膜囊和椎间盘、韧带等软组织病变显示清晰，同时可以早期显示骨髓的信号改变。

（郎　宁　刘吉华　袁慧书）

第 3 节　腰　　椎

一、X 线检查

（一）腰椎正位

1. 摄片技术要点

（1）摄片体位：患者取后前站立位或仰卧位，身体正中矢状面对准照射野中线并垂直于图像接收板。双下肢并拢，双脚平行，腰部紧靠摄影架。

（2）投照野：上缘包括 T_{11}，下缘包括双侧髋关节。

（3）中心线：对准脐上方 3cm 处垂直射入（图 2-3-1）。

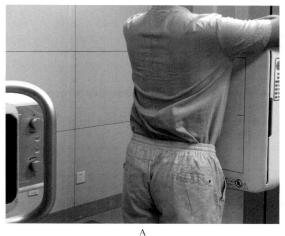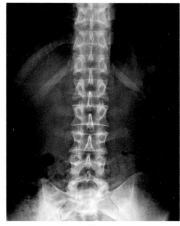

A   B

图 2-3-1　腰椎正位 X 线片

A. 摄片体位；B. 标准图像

2. 图像质量要求

（1）影像包括 T_{11} 至双侧部分骶髂关节。

（2）椎体显示于影像正中，两侧横突、椎弓根对称显示；L_3 各缘呈切线状显示，无双边现象；椎弓根、椎间关节、棘突和横突均清晰显示。

（3）椎骨小梁清晰显示，腰大肌及周围软组织层次可见（图 2-3-2）。

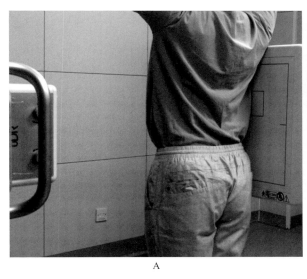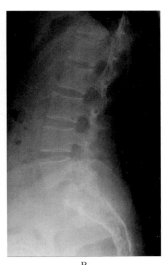

A   B

图 2-3-2　腰椎侧位 X 线片

A. 摄片体位；B. 标准图像

（二）腰椎侧位

1. 摄片技术要点

（1）摄片体位：受检者侧立于摄影架前，双上肢上举抱头或轻搭在扶手上，腰背部平面与图像接收板垂直；使腰椎矢状面与图像接收板平行。背侧 L_3 棘突置于投照野中线后 5cm。

（2）投照野：上缘包括 T_{11}，下缘包括双侧髋关节。

（3）中心线：对准髂嵴上 3cm 垂直射入。

2．图像质量要求

（1）显示 T_{11} 至部分骶骨。

（2）L_3 椎体无双边现象，椎弓根、椎间孔、椎间关节、腰骶关节及棘突显示。

（3）椎体骨皮质和骨小梁结构清晰显示，周围软组织层次可见。

（三）腰椎斜位

1．摄片技术要点

（1）摄片体位：受检者立于摄影架前，使身体冠状面与图像接收板呈 45°。左后斜位身体左后侧靠近摄影架，显示左侧椎弓峡部；右后斜位身体右后侧靠近摄影架，显示右侧椎弓峡部。

（2）投照野：上缘包括 T_{12} 至部分骶椎。

（3）中心线：对准脐与上侧髂前上棘连线外 1/3 垂直入射。

2．图像质量要求

（1）显示腰椎斜位影像，影像包括第 T_{12} 至部分骶椎。

（2）椎骨小梁清晰显示，周围软组织层次可见。

（3）椎弓峡部、上下关节突清晰显示（图 2-3-3）。

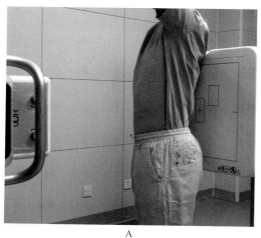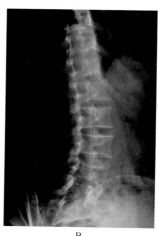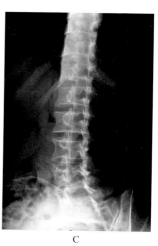

图 2-3-3　腰椎斜位 X 线片

A. 摄片体位（左后斜位）；B. 标准图像（左后斜位）；C. 标准图像（右后斜位）

（四）腰椎过屈位

1．摄片技术要点

（1）摄片体位：受检者站立于摄影架前或侧卧于摄影床上，双上肢上举抱头或放于胸前，腰背部平面与台面垂直；站立时，身体侧边贴紧摄影架；侧卧时，双侧髋关节和膝关节屈曲，可在腰背软组织与床面之间垫上棉垫，使腰椎矢状面与床面平行。背侧 L_3 棘突置于投照野中线后 10cm。头胸腰部尽力屈曲。站立位时避免屈髋。

（2）投照野：上缘包括 T_{11}，下缘包括上部骶椎。

（3）中心线：对准髂嵴上 3cm 前后中点垂直射入或侧卧位腰背未加棉垫时可向足侧倾斜 10°。

2. 图像质量要求

（1）显示 T_{11} 至部分骶椎椎骨侧位及周围软组织。

（2）L_3 椎体无双边现象，椎弓根、椎间孔、椎间关节、腰骶关节及棘突显示。

（3）椎体骨皮质和骨小梁结构清晰显示，周围软组织层次可见（图 2-3-4）。

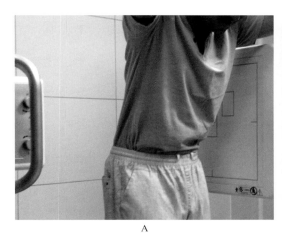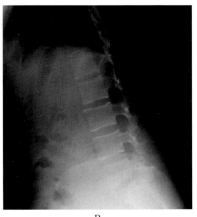

图 2-3-4 腰椎过屈位 X 线片

A. 摄片体位；B. 标准图像

（五）腰椎过伸位

1. 摄片技术要点

（1）摄片体位：受检者侧立于摄影架前或侧卧于摄影床上，同侧位，双侧髋关节后伸和膝关节向后屈曲，双手向后上举。头胸腰部尽力后伸。

（2）投照野：上缘包括 T_{11}，下缘包括上部骶椎。

（3）中心线：对准髂嵴上 3cm 前后中点垂直射入或侧卧位腰背未加棉垫时可向足侧倾斜 10°。

2. 图像质量要求

（1）显示 T_{11} 至部分骶椎椎骨侧位及周围软组织。

（2）L_3 椎体无双边现象，椎弓根、椎间孔、椎间关节、腰骶关节及棘突显示。

（3）椎体骨皮质和骨小梁结构清晰显示，周围软组织层次可见（图 2-3-5）。

二、CT 检查

（一）腰椎 CT 平扫

1. 检查技术要点

（1）非螺旋椎间盘扫描模式

1）常规扫描 L_{3-4}、L_{4-5}、L_5-S_1 椎间盘，如临床有特殊要求，根据临床要求扫描。

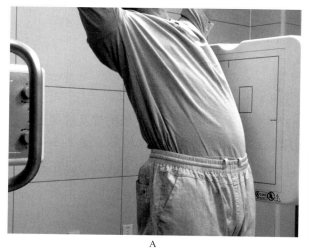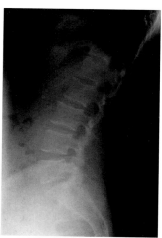

图 2-3-5 腰椎过伸位 X 线片

A. 摄片体位；B. 标准图像

2）扫描范围：以椎间盘为中心，范围包含完整椎间孔，前后左右除显示椎体完整结构外，还应包括少部分软组织。

3）扫描角度：平行于该椎间盘的中心线。

4）层厚：≤3mm。

（2）非螺旋脊椎扫描模式

1）腰椎曲度较大者依次扫描每个腰椎。腰椎曲度较直者依次扫描多个相邻腰椎或一次扫描全部腰椎。

2）扫描范围：包括腰椎椎体和附件全部。

3）扫描角度：平行于脊椎椎体横断面。

4）层厚：≤5mm。

（3）螺旋扫描模式

1）扫描范围：上界包括 T_{12}，下界包括 S_1。

2）重建算法：选用标准算法重建图像，推荐使用软组织算法图像观察椎间盘，推荐使用骨算法观察骨质结构。

3）重组方法：常规重组横断面和矢状面图像，必要时重组冠状面、曲面、容积再现等图像。重组平面必须以目标椎体的解剖标准面为基准。横断面平行于椎体横断面或椎间盘平面。矢状面平行于腰椎正中矢状面，范围包括腰椎和病变累及的椎旁软组织。层厚≤3mm。

2. 图像质量要求

（1）清楚显示椎间盘、骨质结构和软组织。

（2）照片须包括软组织窗和骨窗两种图像，尚须包含定位像及定位线（图 2-3-6、图 2-3-7）。

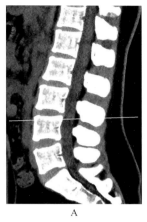
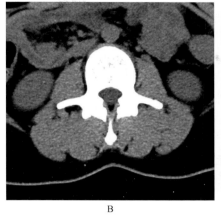
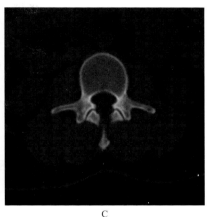

A   B   C

图 2-3-6　腰椎 CT 平扫横断面

A. 定位像；B. 软组织窗；C. 骨窗

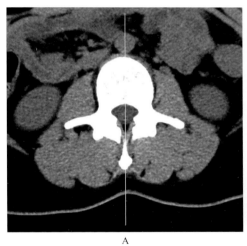
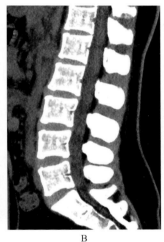
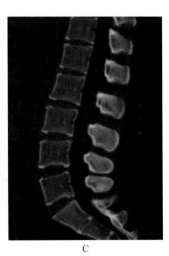

A   B   C

图 2-3-7　腰椎 CT 平扫矢状面

A. 定位像；B. 软组织窗；C. 骨窗

（二）腰椎 CT 增强扫描

1. 检查技术要点

（1）增强扫描前须有腰椎 CT 平扫。

（2）推荐动脉晚期扫描，必要时动脉晚期和静脉期双期扫描。

（3）检查技术要点同腰椎 CT 平扫。

2. 图像质量要求

动脉晚期图像要求扫及层面动脉明显强化；静脉期要求静脉内对比剂填充。余同腰椎 CT 平扫（图 2-3-8）。

三、MRI 检查

（一）腰椎 MRI 平扫

1. 检查技术要点

（1）线圈：脊柱相控阵线圈。

（2）成像范围：T_{11} 至尾椎水平。

（3）检查方位和序列

1）基本检查方位和序列：矢状面 T_1WI、T_2WI、脂肪抑制 T_2WI，横断面 T_2WI。

2）辅助检查方位和序列：冠状面 T_1WI 或 T_2WI。

（4）层厚、层间距：层厚≤4mm，层间距≤1mm。

（5）扫描基准

1）矢状面：平行于椎管/椎体的解剖矢状面。

2）横断面：检查椎间盘时平行于靶区椎间盘；检查脊椎时平行于椎体横断面。

3）冠状面：平行于靶区椎管/椎体的解剖冠状面。

2. 图像质量要求

（1）脊椎椎体、椎管内结构、椎间盘和软组织等显示良好。

（2）无明显伪影或不影响结构观察（图 2-3-9、图 2-3-10）。

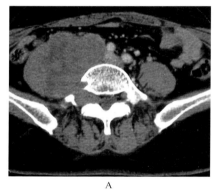 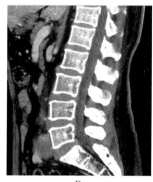 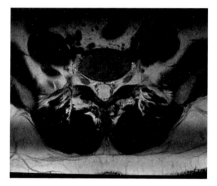

图 2-3-8　腰椎 CT 增强扫描

A. 横断面；B. 矢状面

图 2-3-9　腰椎 MRI 平扫

横断面 T_2WI

（二）腰椎 MRI 增强扫描

1. 检查技术要点

（1）增强扫描前须至少有一个方位的 T_1WI 脂肪抑制图像。

（2）注射对比剂后进行横断面、矢状面脂肪抑制 T_1WI 扫描，保证至少有一个序列与平扫 T_1WI 方位相同、参数相当。

（3）辅助检查序列：3D 脂肪抑制快速序列。

（4）脂肪抑制 T_1WI 高信号病灶建议使用减影技术。

2. 图像质量要求

扫描区域血管内可见明显对比剂充盈。余同腰椎 MRI 平扫（图 2-3-11）。

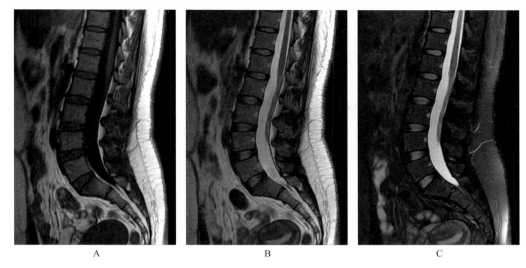

图 2-3-10　腰椎 MRI 平扫矢状面

A. T_1WI；B. T_2WI；C. 脂肪抑制 T_2WI

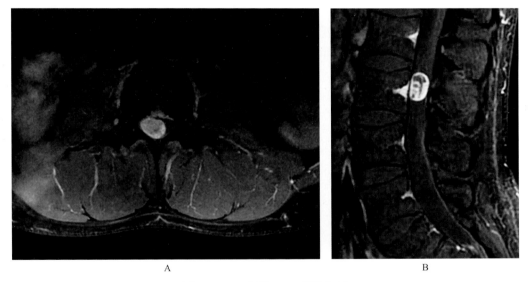

图 2-3-11　腰椎 MRI 增强扫描

A. 横断面脂肪抑制 T_1WI+C；B. 矢状面脂肪抑制 T_1WI+C

四、影像检查方法选择

（1）观察腰椎曲度和顺列改变首选 X 线检查，观察椎弓峡部首选腰椎双斜位 X 线检查，观察腰椎之间的稳定性首选腰椎过伸和过屈位 X 线检查。

（2）观察腰椎骨质改变，以 X 线检查作为首选和基本方法，X 线检查阴性或可疑骨质病变患者选择 CT 和 MRI 检查；骨髓病变或以骨髓改变为主的早期骨病变，X 线检查后可首选 MRI 检查；椎间小关节改变首选 CT 检查。

（3）观察椎间盘病变首选 CT 和 MRI 检查。

（4）观察椎管内结构病变，首选 MRI 检查。

（李绍林　刘吉华　徐文坚）

第4节　骶　尾　椎

一、X 线检查

（一）骶尾椎正位

1. 检查技术要点

（1）摄片体位：仰卧位，双上肢置于两侧。以骶椎为主时，对准耻骨联合上方，垂直于骶椎中心。以尾椎为主时，对准两侧髂前上棘连线中点。两膝略弯，用沙袋垫高。

（2）投照野：上缘超过髂骨嵴，下缘超出耻骨联合。

（3）中心线：向头侧倾斜 15°～25°（骶椎为主时），或向足侧倾斜 10°～15°（尾椎为主时）。

2. 图像质量要求

（1）图像包括 L₅、全部骶尾椎及两侧骶髂关节。

（2）诸椎体位于图像中线，骶椎内嵴投影于正中线，两侧骶髂关节与骶孔对称显示；骶孔清晰显示。

（3）诸骨小梁清晰显示，周围软组织层次可见（图 2-4-1）。

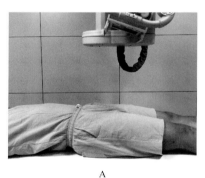
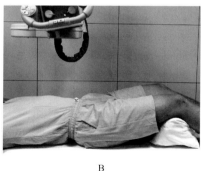
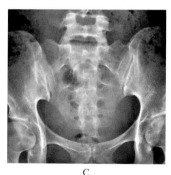

A　　　　　　　　　　B　　　　　　　　　　C

图 2-4-1　骶尾椎正位 X 线片

A. 摄片体位（骶骨为主）；B. 摄片体位（尾骨为主）；C. 标准图像

（二）骶尾椎侧位

1. 检查技术要点

（1）摄片体位：受检者左侧卧于摄影床上。髋部与膝部稍弯曲，用棉垫将腰部侧弯垫平，使脊柱长轴平行于床面。

（2）投照野：上缘超过髂骨嵴，下缘超出尾椎尖部，前后含骶尾椎前后软组织。

（3）中心线：对准骶椎（骶椎为主时）或尾椎（尾椎为主时），背部垂直于台面。

2. 图像质量要求

（1）图像包括腰骶关节至尾椎尖的全部椎骨及其前后软组织。

（2）腰骶关节及骶尾椎各节段清晰显示（图2-4-2）。

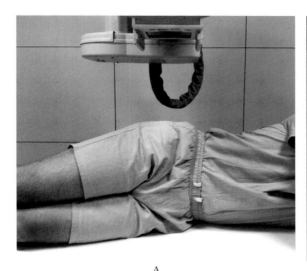
A

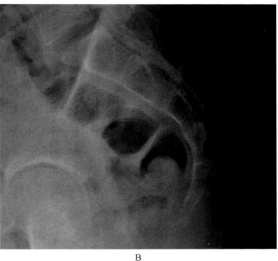
B

图2-4-2　骶尾椎侧位X线片

A. 摄片体位；B. 标准图像

二、CT检查

（一）骶尾椎CT平扫

1. 检查技术要点

（1）非螺旋扫描模式

1）扫描范围：L_5～尾椎尖。

2）扫描角度：平行于骶骨解剖横断面。

3）层厚：≤5mm。

（2）螺旋扫描模式

1）扫描范围：L_5上缘至尾椎尖下缘。

2）重建算法：选用标准算法重建图像，推荐使用软组织算法观察软组织，推荐使用骨算法观察骨质结构。

3）重组方法：常规采用横断面和矢状面重组图像，必要时重组冠状面、曲面、容积再现等图像。重组平面必须以骶椎的解剖标准面为基准。

2. 图像质量要求

（1）骶孔显示良好，螺旋扫描的重组图像能够纵轴显示正中矢状面椎管切面。

（2）照片除骶尾椎骨窗图像外，应有至少一个平面的软组织窗图像（图2-4-3、图2-4-4）。

（二）骶尾椎CT增强扫描

1. 检查技术要点

（1）增强扫描前须有骶尾椎CT平扫。

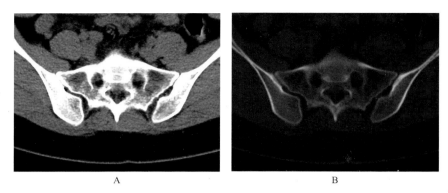

A   B

图 2-4-3　骶尾椎 CT 平扫横断面

A. 软组织窗；B. 骨窗

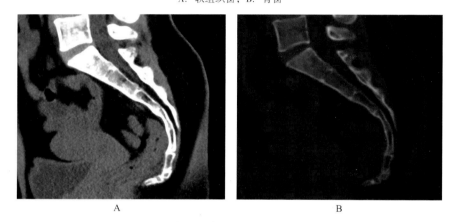

A   B

图 2-4-4　骶尾椎 CT 平扫矢状面

A. 软组织窗；B. 骨窗

（2）推荐动脉晚期扫描，必要时动脉晚期和静脉期双期扫描。

（3）检查技术要点同骶尾椎 CT 平扫。

2. 图像质量要求

动脉晚期图像要求扫及层面动脉明显强化；静脉期要求静脉内对比剂填充。余同骶尾椎 CT 平扫（图 2-4-5）。

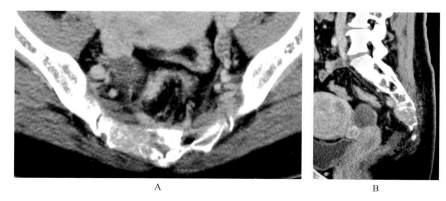

A   B

图 2-4-5　骶尾椎 CT 增强扫描

A. 横断面；B. 矢状面

三、MRI 检查

（一）骶尾椎 MRI 平扫

1. 检查技术要点

（1）线圈：脊柱相控阵线圈。

（2）成像范围：L_5 上缘至臀部下缘皮肤。

（3）检查方位和序列

1）基本检查方位和序列：矢状面 T_1WI、T_2WI、脂肪抑制 T_2WI，横断面 T_2WI。

2）辅助检查方位和序列：平行于骶髂关节的斜冠状面 T_1WI、T_2WI。

（4）层厚、层间距：层厚≤5mm，层间距≤1mm。

（5）扫描基准

1）矢状面：平行于骶管正中矢状面。

2）横断面：平行于骶骨解剖横断面。

2. 图像质量要求

（1）骶骨、骶管及扫及软组织显示清晰，下界应包全臀部皮下软组织。

（2）无明显伪影或不影响结构观察（图 2-4-6、图 2-4-7）。

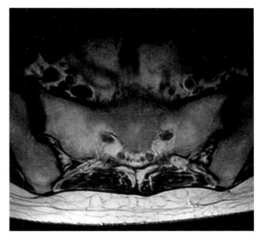

图 2-4-6　骶尾椎 MRI 平扫横断面 T_2WI

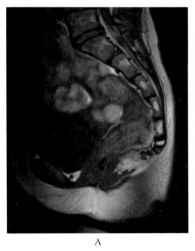 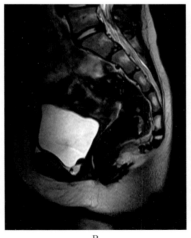 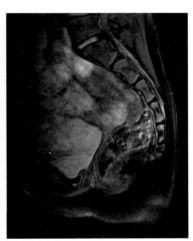

A	B	C

图 2-4-7　骶尾椎 MRI 平扫矢状面

A. T_1WI；B. T_2WI；C. 脂肪抑制 T_2WI

（二）骶尾椎 MRI 增强扫描

1. 检查技术要点

（1）增强扫描前须至少有一个方位的 T_1WI 脂肪抑制图像。

（2）注射对比剂后进行横断面、矢状面脂肪抑制 T_1WI 扫描，保证至少有一个序列与平扫 T_1WI 方位相同、参数相当。

（3）辅助检查序列：3D 脂肪抑制快速序列。

（4）脂肪抑制 T_1WI 高信号病灶建议使用减影技术。

2．图像质量要求

扫描区域血管内可见明显对比剂充盈。余同骶尾椎 MRI 平扫（图 2-4-8）。

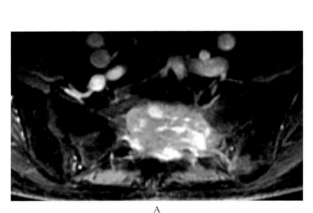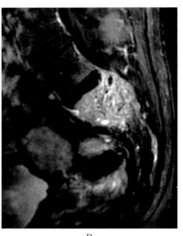

图 2-4-8　骶尾椎 MRI 增强扫描

A．横断面脂肪抑制 T_1WI+C；B．矢状面脂肪抑制 T_1WI+C

四、影像检查方法选择

（1）诊断骶尾椎病变，平片是基础，是首选的影像检查方法。

（2）外伤怀疑骶尾椎骨折时应选 CT 检查，建议采用多层螺旋 CT 扫描及图像重组。

（3）骶骨及其周围软组织肿瘤、肿瘤样病变或感染性病变，需借助 CT、MRI 平扫和增强扫描。

（江　波　李绍林　徐文坚）

第 5 节　骶 髂 关 节

一、X 线检查

（一）骶髂关节正位

1．摄片技术要点

（1）摄片体位：患者仰卧位，身体正中矢状面垂直于床面并对准中线。两腿伸直，双足并拢。

（2）投照野：上界包括髂骨嵴，下界超出耻骨联合，包全两侧骶髂关节。

（3）中心线：向头侧倾斜30°～35°；对准髂前上棘水平下方5cm处，与骶骨中心垂直。

2. 图像质量要求

显示骶髂关节、L_5-S_1关节及全部骶骨（图2-5-1）。

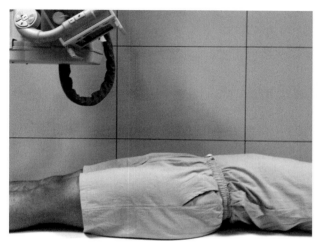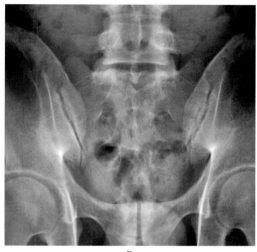

图2-5-1 骶髂关节正位X线片

A. 摄片体位；B. 标准图像

（二）骶髂关节前后斜位

1. 摄影技术要点

（1）摄片体位：患者仰卧位，被检侧的腰部抬起，躯干与床面呈25°～30°。将抬高侧的髂前上棘内侧2.5cm处的纵切面对准床面中线，两侧髂前上棘连线对准投照野中线（观察右侧时左后斜，观察左侧时右后斜）。

（2）投照野：根据观察区域调整四边。

（3）中心线：对准抬高侧髂前上棘内侧2.5cm处，与图像接收板垂直。

2. 图像质量要求

抬高侧的骶髂关节间隙清晰显示（图2-5-2）。

二、CT检查

注意事项：对于多层螺旋CT，推荐采用螺旋扫描模式。

（一）骶髂关节CT平扫

1. 检查技术要点

（1）非螺旋扫描模式

1）扫描范围：从L_5椎体上缘至耻骨联合。

2）扫描角度：扫描层面平行于骶骨解剖横断面。

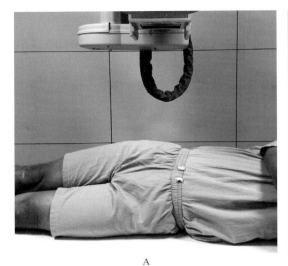
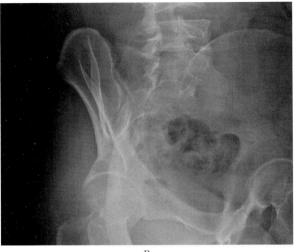

A　　　　　　　　　　　　　　　B

图 2-5-2　骶髂关节斜位 X 线片

A. 摄片体位；B. 标准图像

3）层厚：≤3mm。

（2）螺旋扫描模式

1）扫描范围：从 L_5 椎体上缘至耻骨联合。

2）重建算法：选用标准算法重建图像，通过软组织窗和骨窗分别观察软组织和骨结构。推荐使用软组织算法和骨算法观察上述结构。

3）重组方法：常规采用横断面和斜冠状面重组图像。横断面图像平行于骶骨解剖横断面，层厚≤3mm；斜冠状面图像平行于骶管解剖冠状面，层厚≤3mm。

2. 图像质量要求

（1）清楚显示骶髂关节面、骨质结构和软组织。

（2）照片须包括软组织窗和骨窗两种图像，尚须包含定位像及定位线（图 2-5-3、图 2-5-4）。

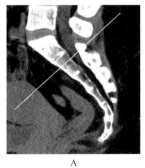
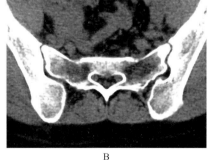
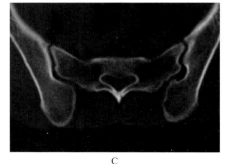

A　　　　　　　　　　　B　　　　　　　　　　　C

图 2-5-3　骶髂关节 CT 平扫横断面

A. 定位像；B. 软组织窗；C. 骨窗

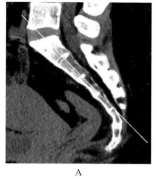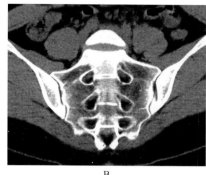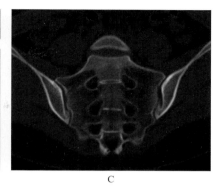

图 2-5-4　骶髂关节 CT 平扫斜冠状面

A. 定位像；B. 软组织窗；C. 骨窗

（二）骶髂关节 CT 增强扫描

1. 检查技术要点

（1）增强扫描前须有骶髂关节 CT 平扫。

（2）推荐动脉晚期扫描，必要时动脉晚期和静脉期双期扫描。

（3）检查技术要点同 CT 骶髂关节平扫。

2. 图像质量要求

动脉晚期图像要求扫及层面动脉明显强化；静脉期要求静脉内对比剂填充。余同骶髂关节 CT 平扫（图 2-5-5）。

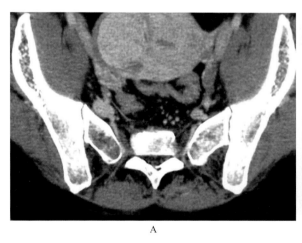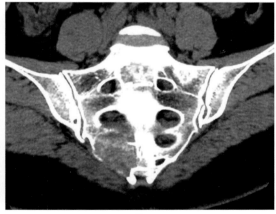

图 2-5-5　骶髂关节 CT 增强扫描

A. 横断面；B. 斜冠状面

三、MRI 检查

（一）骶髂关节 MRI 平扫

1. 检查技术要点

（1）线圈：多通道相控阵体部线圈。

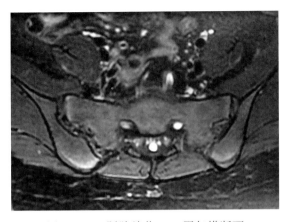

图 2-5-6　骶髂关节 MRI 平扫横断面
脂肪抑制 T_2WI

（2）成像范围：包括骶髂关节、L_4-S_1 关节及全部骶骨。

（3）检查序列与要求

1）基本检查序列

①冠状面 T_1WI、脂肪抑制 T_2WI：扫描层面平行于骶管的解剖冠状面。层厚≤4mm。

②横断面脂肪抑制 T_2WI：扫描层面平行于骶管的解剖横断面。层厚≤4mm。

2）辅助检查序列：T_2WI。

2. 图像质量要求

（1）双侧骶髂关节、骶骨骨质及软组织显示良好。

（2）无明显伪影或不影响结构观察（图 2-5-6、图 2-5-7）。

（二）骶髂关节 MRI 增强扫描

1. 检查技术要点

（1）增强扫描前须至少有一个方位的 T_1WI 脂肪抑制图像。

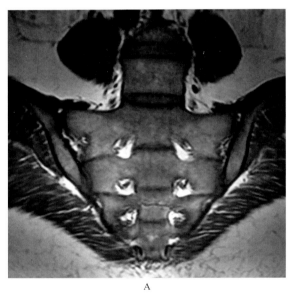

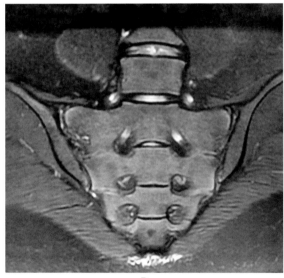

A　　　　　　　　　　　　　　　　　　　　　　B

图 2-5-7　骶髂关节 MRI 平扫冠状面
A. T_1WI；B. 脂肪抑制 T_2WI

（2）注射对比剂后进行横断面、矢状面脂肪抑制 T_1WI 扫描，保证至少有一个序列与平扫 T_1WI 方位相同、参数相当。

（3）辅助检查序列：3D 脂肪抑制快速序列。

（4）脂肪抑制 T_1WI 高信号病灶建议使用减影技术。

2. 图像质量要求

扫描区域血管内可见明显对比剂充盈。余同骶髂关节 MRI 平扫（图 2-5-8）。

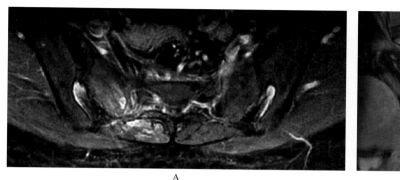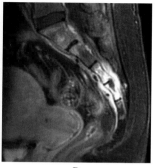

图 2-5-8 骶髂关节 MRI 增强扫描

A. 横断面脂肪抑制 T_1WI+C；B. 矢状面脂肪抑制 T_1WI+C

四、影像学检查方法选择

（1）观察骶髂关节形态及骨质情况，X 线检查是基本的检查方法。

（2）观察细微的骨质情况，首选 CT 检查。

（3）观察骨髓、关节软骨及软组织情况，首选 MRI 检查。

（程晓光 丁建平 黄仲奎）

第6节 全脊柱成像

一、X 线检查

注意事项：拍摄过程中患者体位应保持不动，否则易产生拼接伪影。身高≤120cm 的患者，一般一次曝光即可获得全脊柱影像，无须进行拼接；身高 120~180cm 的患者，则须分 2~3 次曝光采集图像数据，进行自动拼接后获得全脊柱图像。

（一）全脊柱正位

1. 摄片技术要点

（1）摄片体位：被检者立于摄影架前，头部、肩背部、臀部紧贴摄影架，双手自然下垂握住扶手。

（2）投照野：上界为颅底，下界为耻骨联合下缘。

（3）采用球管旋转追踪或球管同步追踪方式，由系统自动选择曝光次数，一般为 2~3 次，最多 4 次，分段采集图像。

（4）拼接：曝光结束后，拼接软件将采集的原始图像自动拼接并进行适当调整，合成全脊柱影像。

2. 图像质量要求

（1）影像应包括 C_1-S_1 全脊柱、骨盆及双侧肩关节。

（2）椎体显示于影像正中，脊椎骨结构、椎间隙及周围软组织清晰显示，胸椎旁线层次可见。

（3）拼接后影像拼接点上下解剖结构显示清晰完整，无拼接伪影（图2-6-1）。

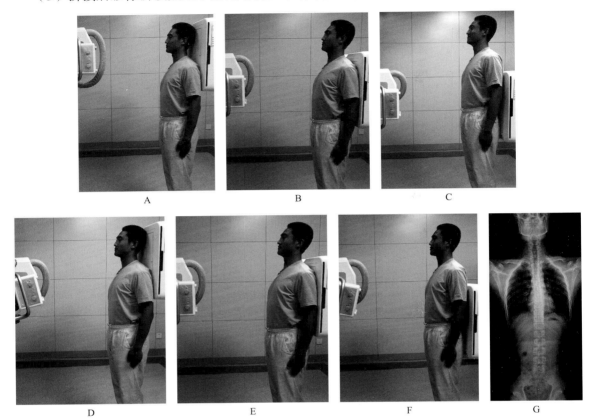

图 2-6-1　全脊柱正位 X 线片

A-C. 球管同步追踪摄片体位；D-F. 球管旋转追踪摄片体位；G. 标准图像

（二）全脊柱侧位

1. 摄片技术要点

（1）摄片体位：双上臂紧贴胸前，屈肘，双手握拳置于颌下，一侧肩部、髋部紧贴摄影架。

（2）投照野：上界为颅底，下界为耻骨联合下缘。

（3）采用球管旋转追踪或球管同步追踪方式，由系统自动选择曝光次数，一般为2～3次，最多4次，分段采集图像。

（4）拼接：曝光结束后，拼接软件将采集的原始图像自动拼接并进行适当调整，合成全脊柱影像。

2. 图像质量要求

（1）影像应包括 C_1-S_1 全脊柱、骨盆。

（2）椎体显示于影像正中，脊椎骨结构和椎间隙清晰显示，软组织层次可见。

（3）拼接后影像拼接点上下解剖结构显示清晰完整，无拼接伪影（图2-6-2）。

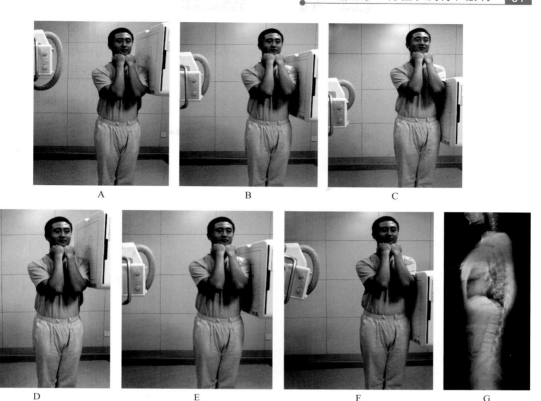

图 2-6-2 全脊柱侧位 X 线片

A~C. 球管同步追踪摄片体位；D~F. 球管旋转追踪摄片体位；G. 标准图像

二、CT 检查

全脊柱 CT 平扫

1. 检查技术要点

采用螺旋扫描模式。

（1）扫描范围：包括 C_1-S_1 全部椎体和附件。

（2）重建算法：选用标准算法重建图像，推荐使用软组织算法图像观察椎间盘，推荐使用骨算法观察骨质结构。

（3）重组方法：常规采用多平面重组和曲面重组技术获取矢状面、冠状面图像，层厚≤3mm。辅以重点观察区域的横断面图像。必要时重组容积再现三维图像。

2. 图像质量要求

（1）清晰显示椎体、附件、椎间盘和软组织等结构。

（2）照片须包括软组织窗和骨窗两种图像，尚须包含定位像及定位线（图 2-6-3、图 2-6-4）。

三、MRI 检查

1. 检查技术要点

（1）线圈：推荐采用头颈联合线圈＋脊柱线圈组合。

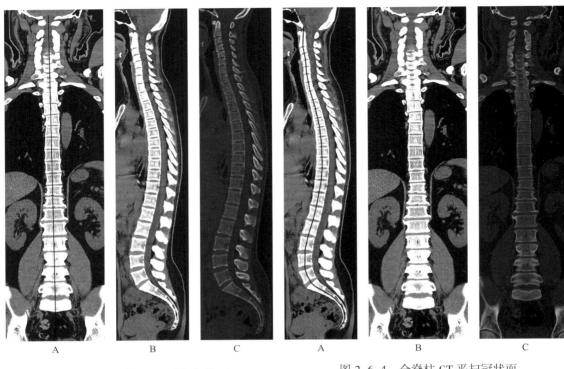

图 2-6-3　全脊柱 CT 平扫矢状面
A. 软组织窗；B. 骨窗

图 2-6-4　全脊柱 CT 平扫冠状面
A. 软组织窗；B. 骨窗

（2）成像范围：包括 C_1–S_1 椎体。

（3）检查方位和序列

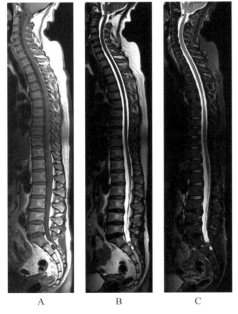

图 2-6-5　全脊柱 MRI 平扫矢状面
A. T_1WI；B. T_2WI；C. 脂肪抑制 T_2WI

1）基本检查方位和序列：矢状面 T_1WI、T_2WI、脂肪抑制 T_2WI（推荐使用 STIR 序列），依患者身高进行 2～3 段扫描，层厚≤3mm。

2）辅助检查方位和序列：对于严重侧弯畸形患者，推荐采用 $3DT_1WI$、T_2WI 序列冠状面扫描，后期进行多平面及曲面图像重组。

3）图像后处理：基本检查序列所获得的数据后处理工作站自动拼接成全脊柱图像。3D 序列所获得的数据须后处理工作站自动拼接成新的全脊柱序列，在此基础上将新序列进行多平面及曲面重建，获得冠状及矢状面图像，层厚≤3mm。

2. 图像质量要求

（1）脊柱椎体、附件、椎管内结构、椎间盘和软组织等显示良好。

（2）无明显伪影或不影响结构观察。

（3）拼接后影像拼接点上下解剖结构显示清晰完整，无拼接伪影（图 2-6-5）。

四、影像检查方法选择

（1）X线全脊柱成像成像速度快，费用较低，并可观测脊柱在站立位重力状态下的真实功能状态，为最基本和首选的影像学检查。

（2）CT检查可进行多方位、多平面成像，没有影像重叠，并可分别观察骨窗和软组织窗，可用于脊柱骨质和周围软组织的精细观察和数据测量。

（3）MRI检查对于骨髓、椎管内结构和椎间盘、韧带等软组织病变显示清晰。

（李小明）

第7节　胸骨、胸锁关节和肋骨

一、X线检查

（一）胸骨后前斜位

1. 检查技术要点

（1）摄片体位：俯卧或面向摄影架站立，双臂置于体侧，下颌上抬。重症患者及婴幼儿可采取半卧位或仰卧位摄影。

（2）投照野：上缘超出胸骨颈切迹，下缘包括剑突。

（3）中心线：向左侧倾斜角度＝（40－胸部前后径厚度厘米数）°≈20°～30°。平静缓慢呼吸下屏气曝光。

2. 图像质量要求

（1）图像包括胸骨三部分及两侧胸锁关节。

（2）胸骨柄、胸骨体和剑突清晰显示（图2-7-1）。

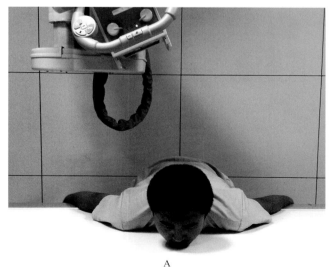
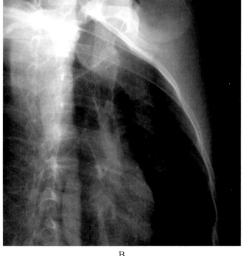

A

B

图2-7-1　胸骨后前斜位X线片

A. 摄片体位；B. 标准图像

（二）胸骨侧位

1. 检查技术要点

（1）摄片体位：侧立于摄片架前，胸部前挺，两肩后倾，双臂交叉于背后。

（2）投照野：上缘超出胸骨颈切迹，下缘包括剑突。

（3）中心线：对准胸骨中点。

2. 图像质量要求

（1）图像包括胸骨三部分、胸锁关节及部分肋骨。

（2）胸骨柄、胸骨体和剑突清晰显示。

（3）胸骨角清晰显示（图 2-7-2）。

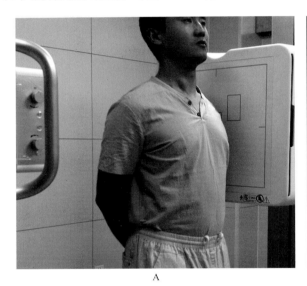
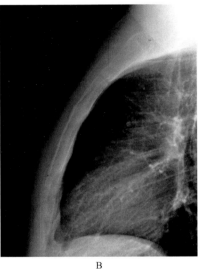

A

B

图 2-7-2　胸骨侧位 X 线片

A. 摄片体位；B. 标准图像

（三）胸锁关节后前位

1. 检查技术要点

（1）摄片体位：俯卧或直立位，身体面向并紧贴摄影架，双上肢置于两侧。

（2）投照野：上缘超出胸骨颈切迹，下缘包括剑突。

（3）中心线：对准颈静脉切迹射入。

2. 图像质量要求

（1）图像包括两侧胸锁关节。

（2）两侧胸锁关节对称显示。

（3）关节面及骨质清晰显示（图 2-7-3）。

（四）胸锁关节后前斜位

1. 检查技术要点

（1）摄片体位：俯卧或直立面向摄影架，双臂置于体侧。

（2）投照野：上缘超出胸骨颈切迹，下缘包括剑突。

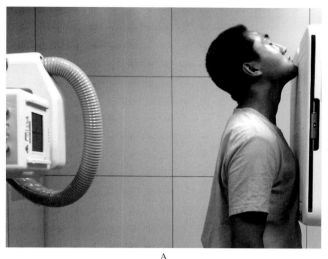
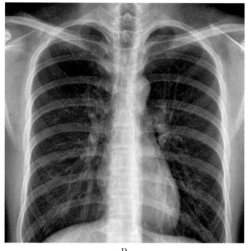

A 　　　　　　　　　　　　　　　　 B

图 2-7-3　胸锁关节后前位 X 线片

A. 摄片体位；B. 标准图像

（3）中心线：向被检侧倾斜 15°～20°，经 T₄ 左侧或右侧射入。

2. 图像质量要求

（1）图像包括一侧胸锁关节。

（2）关节面与骨质清晰显示（图 2-7-4）。

（五）肋骨后前位

1. 检查技术要点

（1）摄片体位：直立面向摄影架，胸部尽量靠近摄影架，两肘弯曲，手背放于髋部，两臂和肩部尽量内转，头稍抬高，下颌搁于摄影架上缘。

（2）投照野：上缘超出肩部，下缘包括膈下。

（3）中心线：对准 T₄，深吸气后屏气曝光。

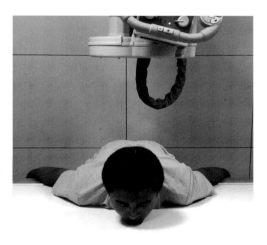

图 2-7-4　胸锁关节后前斜位 X 线摄片体位

2. 图像质量要求

（1）图像清晰显示膈上肋骨。

（2）除被心脏遮蔽部分之外的诸肋骨清晰显示（图 2-7-5）。

（六）膈上肋骨斜位

1. 检查技术要点

（1）摄片体位：直立于摄片架前，被检侧腋背部紧靠摄影架，两手上举抱头，身体向被检侧转 45°。

（2）投照野：上缘超出肩部，下缘包括膈下。

（3）中心线：对准脊柱至胸廓外侧缘中点。

2. 图像质量要求

腋部诸肋骨清晰显示（图 2-7-6）。

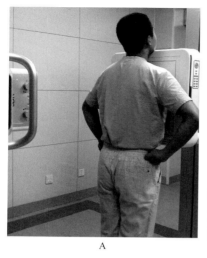
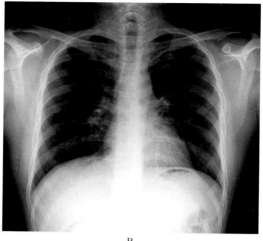

图 2-7-5 肋骨后前位 X 线片

A. 摄片体位；B. 标准图像

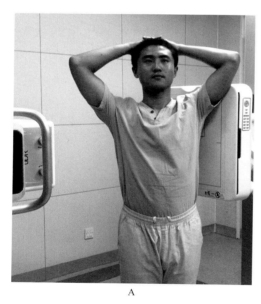
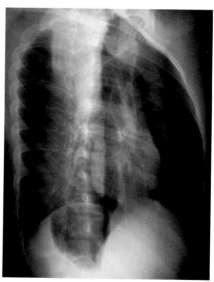

图 2-7-6 膈上肋骨斜位 X 线片

A. 摄片体位；B. 标准图像

二、CT 检查

（一）胸骨 CT 平扫

1. 检查技术要点

（1）非螺旋扫描模式

1）扫描范围：从胸骨颈切迹上缘至剑突下缘。

2）扫描角度：横断面扫描。

3）层厚：≤5mm。

（2）螺旋扫描模式

1）扫描范围：从胸骨颈切迹上缘至剑突下缘。

2）重建算法：采用标准算法重建图像，推荐使用软组织算法观察软组织，推荐使用骨算法观察骨质结构。

3）重组方法：常规横断面、冠状面与矢状面重组图像。横断面层厚≤5mm，矢状面、冠状面≤3mm。

2. 图像质量要求

（1）胸骨各节段骨质良好显示，重组图像应清晰显示胸骨柄、胸骨体、剑突切面和胸锁关节。

（2）照片须包括软组织窗和骨窗两种图像，尚须包含定位像及定位线（图2-7-7、图2-7-8）。

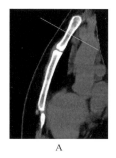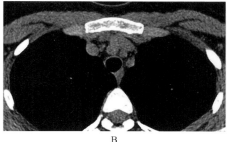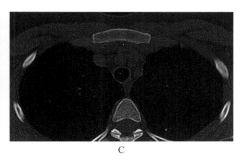

A B C

图2-7-7 胸骨CT平扫横断面

A. 定位像；B. 软组织窗；C. 骨窗

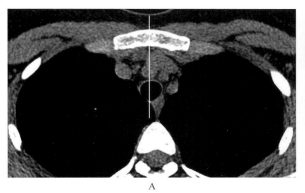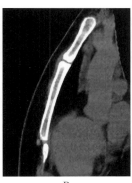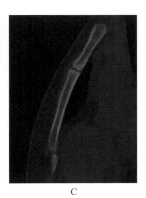

A B C

图2-7-8 胸骨CT平扫矢状面

A. 定位像；B. 软组织窗；C. 骨窗

（二）胸锁关节CT平扫

1. 检查技术要点

（1）非螺旋扫描模式

1）扫描范围：胸锁关节上缘至胸骨角。

2）扫描角度：横断面扫描。

3）层厚：≤3mm。

（2）螺旋扫描模式

1）扫描范围：胸锁关节上缘至胸骨角。

2）重建算法：采用标准算法重建图像，推荐使用软组织算法观察软组织，推荐使用骨算法观察骨质结构。

3）重组方法：常规横断面、冠状面重组图像。横断面层厚≤3mm，冠状面≤2mm。

2. 图像质量要求

（1）两侧胸骨柄与锁骨关节骨质良好显示，双侧胸锁关节对称，关节面骨质清晰显示。

（2）照片须包括软组织窗和骨窗两种图像，尚须包含定位像及定位线（图2-7-9、图2-7-10）。

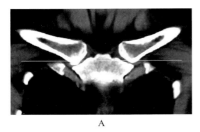 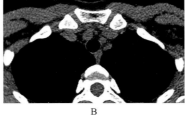 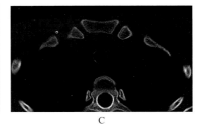

| A | B | C |

图 2-7-9　胸锁关节 CT 平扫横断面

A. 定位像；B. 软组织窗；C. 骨窗

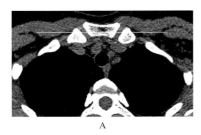 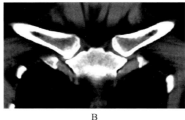 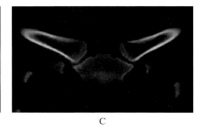

| A | B | C |

图 2-7-10　胸锁关节 CT 平扫冠状面

A. 定位像；B. 软组织窗；C. 骨窗

（三）肋骨 CT 平扫

1. 检查技术要点

（1）非螺旋扫描模式

1）扫描范围：包括全部肋骨。

2）扫描角度：横断面扫描。

3）层厚：≤5mm。

（2）螺旋扫描模式

1）扫描范围：包括全部肋骨。

2）重建算法：采用标准算法重建图像，推荐使用软组织算法观察软组织，推荐使用骨算法观察骨质结构。

3）重组方法：常规采用横断面重组图像观察肋骨细节，表面遮盖三维图像观察肋骨全貌。推荐在矢状面 MIP 图像上，沿肋骨走形进行斜轴面图像重组，以便在同一层面显示肋骨全程，层厚≤3mm。

2. 图像质量要求

（1）肋骨连续显示，清晰显示肋椎关节和肋横突关节及周围软组织。

（2）照片须包括软组织窗和骨窗两种图像，尚须包含定位像及定位线（图 2-7-11、图 2-7-12）。

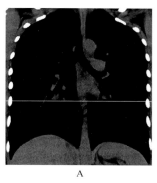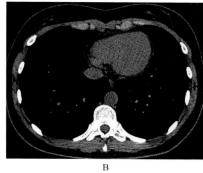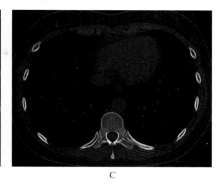

A　　　　　　　　　　B　　　　　　　　　　C

图 2-7-11　肋骨 CT 平扫横断面

A. 定位像；B. 软组织窗；C. 骨窗

（四）肋骨 CT 增强扫描

1. 检查技术要点

（1）增强扫描前须有肋骨 CT 平扫。

（2）推荐动脉晚期扫描，必要时动脉晚期和静脉期双期扫描。

（3）检查技术要点同肋骨 CT 平扫。

2. 图像质量要求

动脉晚期图像要求扫及层面动脉明显强化；静脉期要求静脉内对比剂填充。余同肋骨 CT 平扫。

三、MRI 检查

因呼吸运动影响，胸骨、胸锁关节及肋骨较少应用磁共振检查。

（一）MRI 平扫

1. 检查技术要点

（1）线圈：推荐采用腹部多通道相控阵线圈。

（2）成像范围：依临床需求包全检查部位。FOV 依检查部位进行调整，切忌过大。

（3）检查方位和序列：推荐采用快速屏气序列。

1）胸骨常规扫描横断面 T_1WI、T_2WI、脂肪抑制 T_2WI，冠状面脂肪抑制 T_2WI；可辅以矢状面脂肪抑制 T_2WI。层厚≤5mm，层间隔≤1mm。

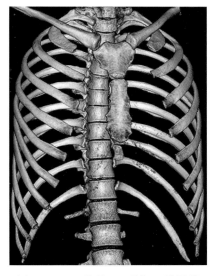

图 2-7-12　肋骨 CT 平扫三维图像

2）胸锁关节常规扫描横断面 T_1WI、T_2WI、脂肪抑制 T_2WI，冠状面 T_2WI；辅以矢状面脂肪抑制 T_2WI。层厚≤3mm，层间距≤1mm。

3）肋骨常规扫描横断面 T_1WI、T_2WI、脂肪抑制 T_2WI，辅以矢状面、冠状面脂肪抑制 T_2WI。层厚≤5mm，层间距≤1mm。

（4）层厚、层间距：层厚≤5mm，层间距≤1mm。

2. 图像质量要求

（1）检查部位的骨质及软组织清晰显示。

（2）无明显伪影或不影响结构观察。

（二）MRI 增强扫描

1. 检查技术要点

（1）增强扫描前须至少有一个方位的 T_1WI 脂肪抑制图像。

（2）注射对比剂后进行横断面、冠状面脂肪抑制 T_1WI 扫描，保证至少有一个序列与平扫 T_1WI 方位相同、参数相当。

（3）辅助检查序列：3D 脂肪抑制快速序列。

（4）脂肪抑制 T_1WI 高信号病灶建议使用减影技术。

2. 图像质量要求

扫描区域血管内可见明显对比剂充盈。余同肋骨 MRI 平扫。

四、影像检查方法选择

（1）胸骨建议首选 CT 检查，进行 MPR 图像重组，次选 MRI，平片的价值有限。

（2）胸锁关节以平片首选，CT 适于观察骨质改变，MRI 适于观察软骨病变。

（3）肋骨平片首选，需根据病变位置，选用合适的投照体位；CT 的表面遮盖三维重组图像对肋骨病变的检出有重要作用；肋骨病变侵犯至骨外时，可选择 MRI。

（江　波　王晨光　徐文坚）

本章图片提供：田帅、赵宇晴

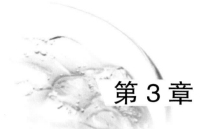

第 3 章
上 肢 关 节

第 1 节　肩关节（包括肩锁关节）

一、X 线检查

（一）肩关节前后位

1. 摄片技术要点

（1）摄片体位：根据患者的状况选择站立或仰卧，肩胛骨喙突置于投照野中心，被检侧肩部背面紧贴检查床（板），上臂自然下垂轻度外展，手掌心朝上（前）。手掌自然位或内旋位可以显示不同的肱骨头图像。

（2）投照野：包括肩上方至少 5cm，近端肱骨及外侧 2/3 锁骨及上肩胛骨，肩关节周边软组织。

（3）中心线：对准喙突垂直射入。

2. 图像质量要求

清晰显示盂肱关节，肱骨头与关节盂可轻微重叠，大结节位于肱骨外上方，清晰锐利的骨结构及软组织细节，无运动伪影，肱骨头、肩峰及锁骨纹理清晰（图 3-1-1）。

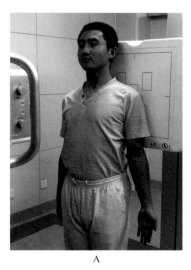
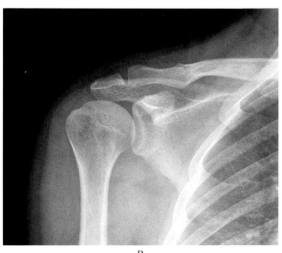

A

B

图 3-1-1　肩关节前后位 X 线片

A. 摄片体位；B. 标准图像

（二）肩关节前后斜位（Grashey 位）

1. 摄片技术要点

（1）摄片体位：根据患者的状况选择站立或仰卧，被检侧盂肱关节置于投照野中心，身体向患侧旋转 40° 左右，使肩胛骨与摄影架或床面平行，上臂轻度内旋手掌放于腹部。

（2）投照野：包括近端肱骨及外侧 2/3 锁骨及上肩胛骨，肩关节周边软组织。

（3）中心线：经肩关节上外侧缘内缘及下缘各 5cm 处的点垂直射入。

2. 图像质量要求

清晰显示无重叠的盂肱关节间隙、清晰锐利的骨结构及软组织细节（图 3-1-2）。

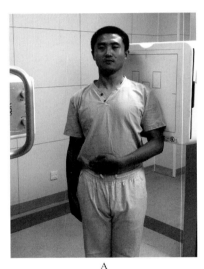 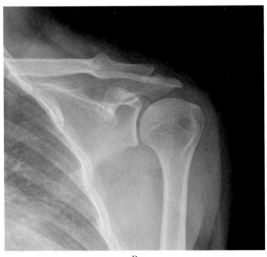

图 3-1-2　肩关节前后斜位 X 线片

A. 摄片体位；B. 标准图像

（三）肩关节穿胸侧位

1. 摄片技术要点

（1）摄片体位：取站立侧位，患侧靠片，上臂自然下垂，掌心向前，对侧上臂上举置于头部。被检侧肱骨外科颈置于投照野中心。

（2）投照野：包括上半肱骨及盂肱关节。

（3）中心线：中心线经对侧腋下，通过被检侧上臂的上 1/3 处垂直射入。

2. 图像质量要求

清晰显示无重叠的上半肱骨及盂肱关节、肩胛骨和锁骨。清晰锐利的骨结构，无运动伪影（图 3-1-3）。

（四）冈上肌出口位 Y 位（Neer 位）

1. 摄片技术要点

（1）摄片体位：被检者后前位站立于摄影架前，患侧肩部靠紧摄影架，身体冠状面与摄影架成 45°～60°，患侧上肢自然下垂。肩胛骨喙突置于投照野中心。

（2）投照野：包括肩上方 2cm，肩胛骨下角以下，后方为皮肤缘，前方胸廓。

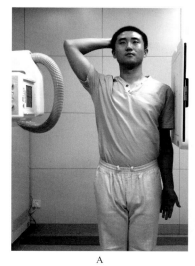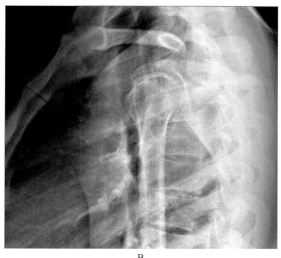

A B

图 3-1-3 肩关节穿胸侧位 X 线片
A. 摄片体位；B. 标准图像

（3）中心线：中心线向足侧倾斜 10°～15°，经肱骨头上缘射入（图 3-1-4）。

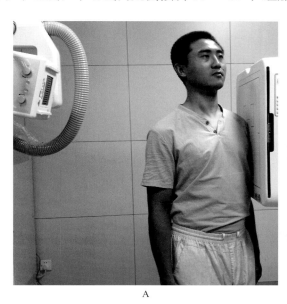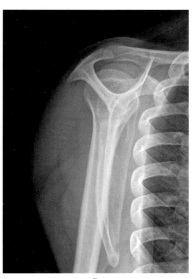

A B

图 3-1-4 冈上肌出口位 Y 位 X 线片
A. 摄片体位；B. 标准图像

2. 图像质量要求

图像应清晰显示肩胛骨侧位、肱骨近端、盂肱关节。肱骨头位于肩锁关节下方。清晰锐利的骨结构及软组织细节，无运动伪影。

（五）双侧肩锁关节前后位（应力位）

1. 摄片技术要点

（1）摄片体位：患者立位于摄影架前，两足分开，双臂下垂，腕部悬挂 4～5kg 重量。

（2）投照野：包括肩上方至少 5cm，近端肱骨及外侧 2/3 锁骨及上肩胛骨，肩关节周边软组织。

（3）中心线：对准双侧肩锁关节连线中点垂直射入。

2. 图像质量要求

（1）图像应清晰显示肩锁关节，清晰锐利的骨结构及软组织细节，无运动伪影，肱骨头、肩峰及锁骨纹理清晰。

（2）此外肩关节 X 线摄影还有一些特殊体位，如西点位（westpoint 位）等，由于 CT、MRI 运用的普遍而逐渐减少，可根据临床需求酌情开展。

二、CT 检查

（一）肩关节及肩锁关节 CT 平扫

1. 检查技术要点

（1）非螺旋扫描模式

1）扫描范围：范围自从肩锁关节上方到肩胛骨下角，包括肩胛骨、近段肱骨、锁骨外 2/3。

2）扫描角度：常规横断面扫描。

（2）螺旋扫描模式

1）扫描范围：范围自从肩锁关节上方到肩胛骨下角，包括肩胛骨、近段肱骨、锁骨外 2/3。

2）重建算法：选用标准算法重建图像，通过软组织窗和骨窗分别观察软组织和骨结构。推荐使用软组织算法和骨算法观察上述结构。

3）重组方法：常规采用斜冠状面和斜矢状面重组图像，必要时补充曲面、容积再现等三维图像。重建的斜矢状面平行关节盂，斜冠状面平行冈上肌。层厚≤3mm。

2. 图像质量要求

（1）图像应清晰显示正常肩部的骨解剖及周边软组织，包括外侧锁骨、肩胛骨、肩峰、关节盂、肱骨头颈等。

（2）照片须包括软组织窗和骨窗两种图像，尚须包含定位像及定位线（图 3-1-5～图 3-1-7）。

（二）肩关节及肩锁关节 CT 增强扫描

1. 检查技术要点

（1）增强扫描前须有肩关节及肩锁关节 CT 平扫。

（2）推荐动脉晚期扫描，必要时动脉晚期和静脉期双期扫描。

（3）检查技术要点同肩关节及肩锁关节 CT 平扫。

2. 图像质量要求

动脉晚期图像要求扫及层面动脉明显强化；静脉期要求静脉内对比剂填充。余同肩关节及肩锁关节 CT 平扫（图 3-1-8）。

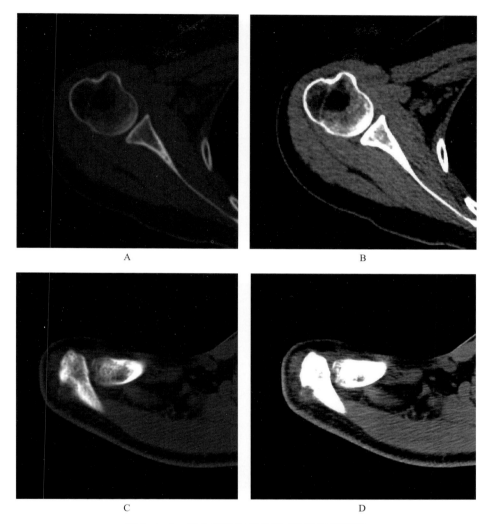

图 3-1-5 肩关节及肩锁关节 CT 平扫横断面

A. 盂肱关节骨窗；B. 盂肱关节软组织窗；C. 肩锁关节骨窗；D. 肩锁关节软组织窗

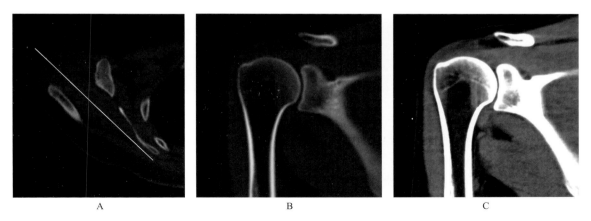

图 3-1-6 肩关节及肩锁关节 CT 平扫斜冠状面

A. 定位相；B. 骨窗；C. 软组织窗

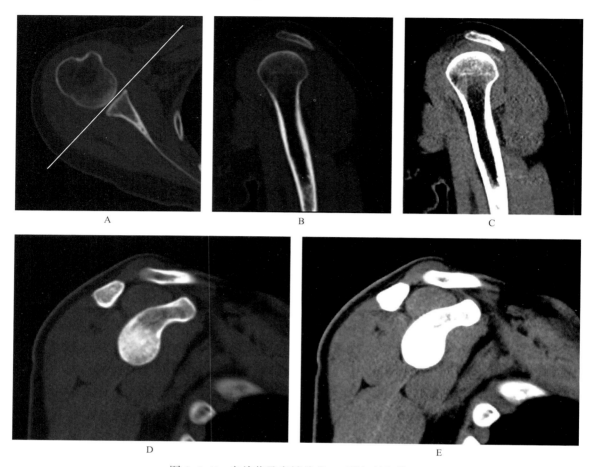

图 3-1-7　肩关节及肩锁关节 CT 平扫斜矢状面

A. 定位相；B. 肱骨头骨窗；C. 肱骨头软组织窗；D. 关节盂骨窗；E. 关节盂软组织窗

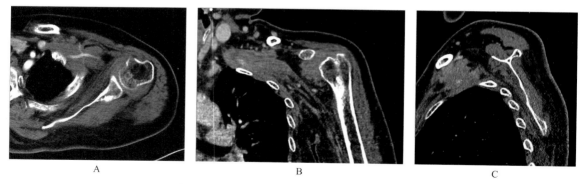

图 3-1-8　肩关节及肩锁关节 CT 增强扫描

A. 横断面肩锁软组织窗；B. 斜冠状面软组织窗；C. 斜矢状面软组织窗

三、MRI 检查

（一）肩关节及肩锁关节 MRI 平扫

1. 检查技术要点

（1）线圈及检查体位：推荐使用多通道肩关节专用线圈或表面柔软线圈。仰卧，手臂置于身旁，大拇指向上的中立位或轻度外旋 5°～20°，避免内旋。患者身体尽量移向检查床另一侧以使被检肩靠近检查床中线，腹式呼吸，用沙袋固定肩部和手臂以避免运动。

（2）成像范围：横断面自肩锁关节至肱骨外科颈（关节盂下缘）。斜矢状面自三角肌外缘至内侧冈上窝，斜冠状面自胸大肌至冈下肌。

（3）检查序列与要求

1）基本检查方位和序列

① 斜冠状面：根据横断面定位，平行于冈上肌腱。常规行 T_1WI、脂肪抑制 PD/T_2WI 扫描，推荐必要时增加 T_2WI 扫描。层厚≤3～4mm，层间距≤1mm。

② 斜矢状面：根据横断面和冠状面定位，平行于关节盂平面。常规行脂肪抑制 PDWI 扫描，推荐增加 T_1WI 或 PDWI 扫描。层厚≤3～4mm，层间距≤1mm。

③ 横断面：根据冠状面和矢状面定位，垂直于关节盂长轴。行脂肪抑制 PDWI 扫描。层厚≤3～4mm，层间距≤1mm。

2）辅助检查序列：外展外旋位（ABER），仰卧，手臂外展外旋。根据冠状面定位，平行于肱骨干；可提高前下盂唇撕裂敏感性、肩袖部分关节侧撕裂的准确性。横断面小 FOV 梯度回波序列，用于盂唇及关节软骨的观察。

2. 图像质量要求

（1）盂肱关节、肩锁关节及组成诸骨显示良好，肌腱、韧带及肌肉、软组织清晰显示。

（2）无明显伪影或不影响结构观察（图 3-1-9～图 3-1-11）。

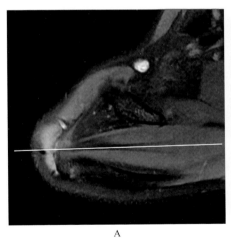
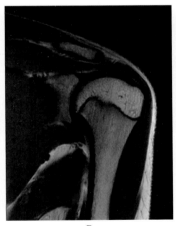
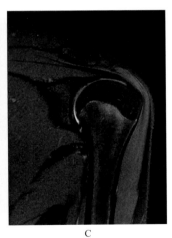

A 　　　　　　　　　　　B 　　　　　　　　　　　C

图 3-1-9　肩关节及肩锁关节 MRI 平扫斜冠状面

A. 定位相；B. T_1WI；C. 脂肪抑制 T_2WI

（二）肩关节及肩锁关节 MRI 增强扫描

1. 检查技术要点

（1）增强扫描前须至少有一个方位的 T_1WI 脂肪抑制图像。

（2）注射对比剂后进行横断面、冠状面脂肪抑制 T_1WI 扫描，保证至少有一个序列与平扫 T_1WI 方位相同、参数相当。

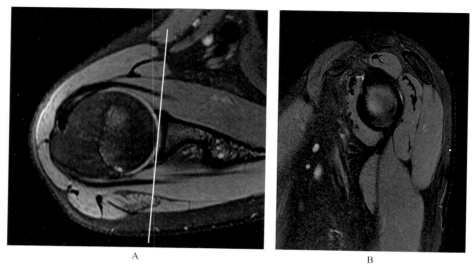

图 3-1-10　肩关节及肩锁关节 MRI 平扫斜矢状面

A. 定位相；B. 脂肪抑制 T_2WI

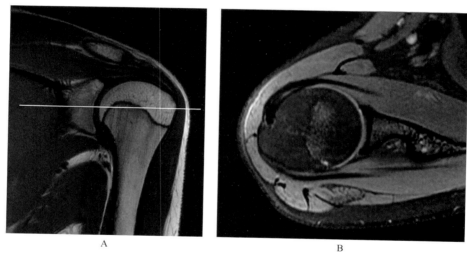

图 3-1-11　肩关节及肩锁关节 MRI 平扫横断面

A. 定位相；B. 脂肪抑制 T_2WI

（3）辅助检查序列：3D 脂肪抑制快速序列。

（4）脂肪抑制 T_1WI 高信号病灶建议使用减影技术。

2. 图像质量要求

扫描区域血管内可见明显对比剂充盈。余同肩关节及肩锁关节 MRI 平扫（图 3-1-12）。

四、影像学检查方法选择

（1）X 线平片适用于肩关节疾病初步筛查，可诊断骨折、脱位、钙化性肌腱炎及其他非创伤性疾病如关节炎等。

（2）CT 是平片检查的进一步补充，对结构较复杂的骨性结构损伤显示极佳，如骨折、

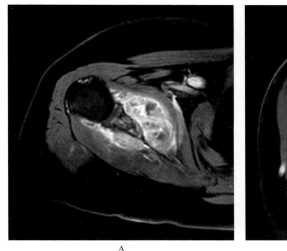 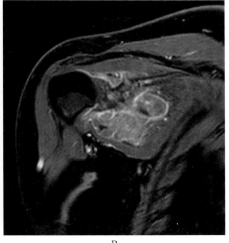

A   B

图 3-1-12　肩关节及肩锁关节 MRI 增强扫描

A. 轴位脂肪抑制 T_1WI+C；B. 斜冠位脂肪抑制 T_1WI+C

游离体以及软组织和肿瘤的钙化骨化等。

（3）MRI 的软组织分辨率极佳，是肩关节软组织及其他病变最常用的检查手段，对肩关节运动创伤、肿瘤及感染等病变具有很高的诊断价值。

（柳　林　刘斯润　姚伟武）

第2节　肘　关　节

一、X 线检查

（一）肘关节前后位

1. 摄片技术要点

（1）摄片体位：患者坐于检查床旁，受检肘完全伸展，背侧紧贴床面，手掌心朝上。如患者无法完全伸展肘关节则使前臂和上臂分别平放于床面进行投照，得到两个前后位照片，可在下方放置支撑物防止活动。

（2）投照野：包括上臂远段和前臂近段。

（3）中心线：对准肘关节中心点（位于肱骨两侧上髁连线中点远侧约 2cm 处），垂直射入。

（4）其他：如患者肘关节屈曲角度较大，接近 90°，可如前所述进行两次前后位投照，但中心线向投照侧成 10°～15°。

2. 图像质量要求

图像应清晰显示桡、尺骨近端，肱骨远端及其周围软组织。肘关节间隙开放，前臂无旋转。对屈曲的肘关节进行两次投照时，图像应分别清晰显示肱骨远端和尺、桡骨近端（图 3-2-1）。

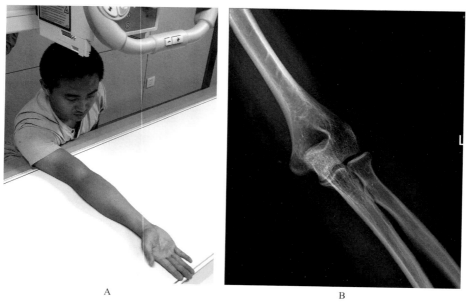

图 3-2-1　肘关节前后位 X 线片

A. 摄片体位；B. 标准图像

（二）肘关节侧位

1. 摄片技术要点

（1）摄片体位：患者坐于检查床旁，肘关节屈曲 90°，使前臂紧贴于床面，长轴与床面长轴平行，旋转前臂至完全侧位，拇指向上，同时调节检查床或患者座椅的高度，让患者放低肩关节，使肱骨和前臂尽量处于同一平面。

（2）投照野：包括上臂远段和前臂近段。

（3）中心线：对准肘关节中点（鹰嘴突后表面内侧约 4cm 处）射入。

2. 图像质量要求

图像应清晰显示桡、尺骨近端、肱骨远端及其周围软组织。桡骨头部分（约 50%）与尺骨冠状突重叠，肱骨双上髁互相重叠，滑车沟与肱骨小头和内侧滑车嵴的轮廓弧线平行（图 3-2-2）。

（三）肘关节外侧斜位

1. 摄片技术要点

（1）摄片体位：患者坐于检查床旁，上肢完全伸展，并使肩关节与肘关节处于同一平面；手掌旋后且将整个手臂向外侧旋转，使肱骨远端及肘关节的前表面与床面约成 45°（可通过触摸肱骨上髁确定）。为了充分外旋，患者身体须向外侧倾斜。

（2）投照野：包括上臂远段和前臂近段。

（3）中心线：对准肘关节中点（两上髁连线中点远侧约 2cm 处），垂直射入。

2. 图像质量要求

图像应清晰显示桡、尺骨近端、肱骨远端及其周围软组织。桡骨小头、桡骨颈和桡骨粗隆轮廓完整显示，未与尺骨重叠。肱骨外上髁及肱骨小头也完整显示，并表现出形态延

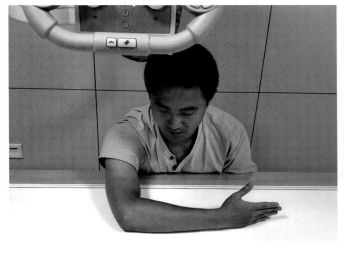

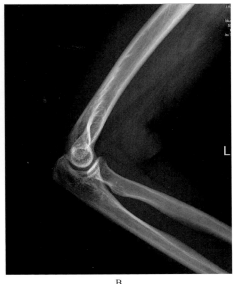

A   B

图 3-2-2　肘关节侧位 X 线片

A. 摄片体位；B. 标准图像

长；肱骨内上髁部分显示（图 3-2-3）。

（四）肘关节内侧斜位

1. 摄片技术要点

（1）摄片体位：患者坐于检查床旁，上肢完全伸展，并使肩关节与肘关节处于同一平面；手掌旋前，同时旋转手臂，直至肱骨远端及肘关节前表面旋转45°（可通过触摸肱骨上髁确定）。

（2）投照野：包括上臂远段和前臂近段。

（3）中心线：对准肘关节中点（两上髁连线中点远侧约2cm处），垂直射入。

2. 图像质量要求

图像应清晰显示桡、尺骨近端、肱骨远端及其周围软组织。尺骨冠状突的轮廓

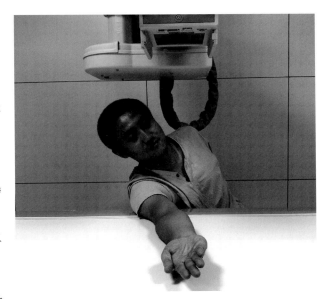

图 3-2-3　肘关节外侧斜位 X 线摄片体位

完整显示；肱骨内上髁及肱骨滑车也显示完整，并表现出形态延长；肱骨外上髁部分显示；鹰嘴位于鹰嘴窝且滑车切迹部分开放和显示；桡骨头和桡骨颈重叠于尺骨近段的中央部分（图 3-2-4）。

（五）肘关节锐角屈曲时的前后位（Jones 投照法）

1. 摄片技术要点

（1）摄片体位：患者坐于检查床旁，手臂锐角屈曲，上臂后部置于床面，指端置于肩上。肱骨两侧上髁与床面距离相同。

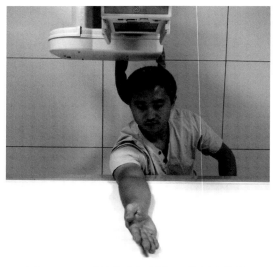

图 3-2-4　肘关节内侧斜位 X 线摄片体位

（2）投照野：包括上臂远段和前臂近段。

（3）中心线：为了观察肱骨远端和尺桡骨近端的情况须进行两次投照，对上臂远端成像时中心线垂直于床面，并对准双上髁连线中点；对前臂近端成像时中心线垂直于前臂，并对准鹰嘴突上方约 5cm 处。

2. 图像质量要求

（1）对肱骨远端成像时，所得图像中尺、桡骨近端与肱骨两上髁重叠，可见肱骨远端内、外上髁以及部分滑车、肱骨小头、鹰嘴突和桡骨颈的轮廓。

（2）对前臂近端成像时，通过重叠的肱骨远端应可见尺骨和桡骨近端，包括桡骨头和桡骨颈的轮廓（图 3-2-5）。

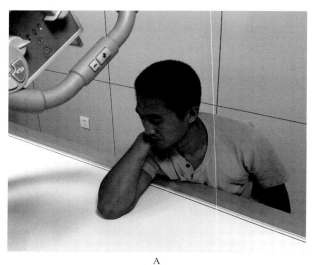
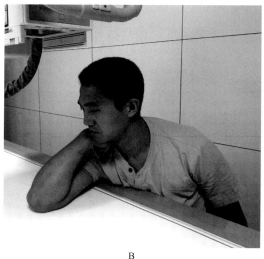

图 3-2-5　肘关节锐角屈曲前后位 X 线摄片体位

A. 肱骨远端为主摄片体位；B. 尺桡骨近端为主摄片体位

二、CT 检查

可采取仰卧、侧卧或俯卧位，头先进；手臂上举，肘关节伸直，尽量置于扫描架中心，掌心与肘关节掌侧保持同向（避免尺、桡骨交叉），头尽量偏向一侧，避免紧贴手臂。

（一）肘关节 CT 平扫

1. 检查技术要点

（1）非螺旋扫描模式

1）扫描范围：上端包括肱骨髁上区域，下端包括桡骨粗隆。

2）扫描角度：对于能完全伸直的肘关节，垂直于其进行扫描。对于打了石膏而不能伸直的肘关节，要使前臂与扫描平面成角，避免二者平行，以减少沿尺桡骨长轴的硬射线伪影。

3）层厚：≤4mm。

（2）螺旋扫描模式

1）扫描范围：上端包括肱骨髁上区域，下端包括桡骨粗隆。

2）重建算法：选用标准算法重建图像，通过软组织窗和骨窗分别观察软组织和骨结构。推荐使用软组织算法和骨算法显示上述结构。

3）重组方法：常规采用横断面、冠状面和矢状面重组图像。横断面垂直于肱骨和尺、桡骨长轴，层厚≤4mm；冠状面平行于肱骨上髁连线，层厚≤3mm；肘关节严重屈曲时应对上臂和前臂进行分段重组。矢状面垂直于肱骨上髁连线，层厚≤3mm。必要时补充曲面重组、容积再现等三维重组图像。

2. 图像质量要求

（1）图像应清晰显示肘关节组成骨和周围软组织结构。

（2）照片须包括软组织窗和骨窗两种图像，尚须包含定位像及定位线（图3-2-6～图3-2-8）。

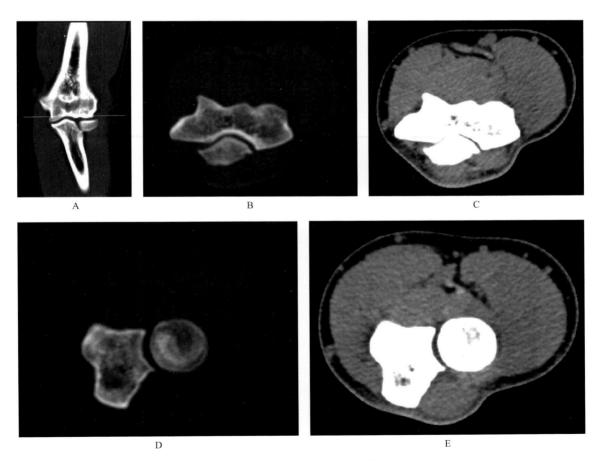

图3-2-6　肘关节CT平扫横断面

A. 定位相；B. 肱骨髁骨窗；C. 肱骨髁软组织窗；D. 上尺桡关节骨窗；E. 上尺桡关节软组织窗

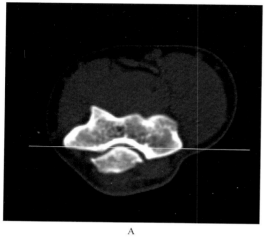
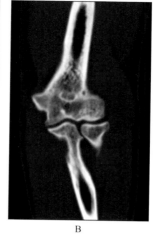
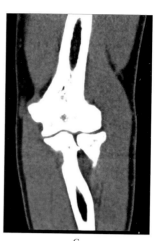

图 3-2-7　肘关节 CT 平扫冠状面
A. 定位相；B. 骨窗；C. 软组织窗

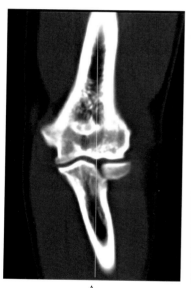
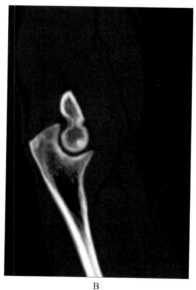
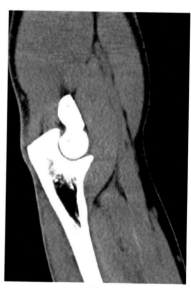

图 3-2-8　肘关节 CT 平扫矢状面
A. 定位相；B. 骨窗；C. 软组织窗

（二）肘关节 CT 增强扫描

1. 检查技术要点

（1）增强扫描前须有肘关节 CT 平扫。

（2）推荐动脉晚期扫描，必要时动脉晚期和静脉期双期扫描。

（3）检查技术要点同肘关节 CT 平扫。

2. 图像质量要求

动脉晚期图像要求扫及层面动脉明显强化；静脉期要求静脉内对比剂填充。余同肘关节 CT 平扫（图 3-2-9）。

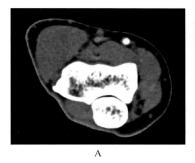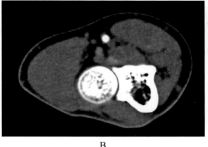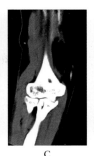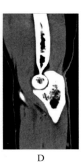

图 3-2-9 肘关节 CT 增强扫描

A. 横断面肱骨髁软组织窗；B. 横断面上尺桡软组织窗；C. 冠状面软组织窗；D. 矢状面软组织窗

三、MRI 检查

（一）肘关节 MRI 平扫

1. 检查技术要点

（1）线圈和体位

1）线圈：推荐使用多通道表面柔软线圈。对不能伸直的成人肘部可使用膝关节线圈或肩关节线圈等进行检查。

2）体位：一般有如下三种体位供选择。

① 仰卧位：肘关节置于体侧，掌心向上。让患者将身体尽量移向检查床另一侧以使被检肘关节靠近检查床中线。

② 俯卧位：肘关节伸直置于头顶上方的磁体中心。

③ 侧卧位：受检肘关节伸直置于头顶上方的磁体中心。

推荐采用第一种体位。

（2）成像范围：自肱骨下段至尺桡骨上段，FOV 12～14cm。

（3）检查序列与要求

1）基本检查方位和序列：常规扫描横断面 T_1WI、脂肪抑制 T_2WI，垂直于肱骨和尺、桡骨长轴，层厚≤4mm，对于严重屈曲挛缩的肘关节应对其前臂和上臂区域分段扫描；冠状面 T_1WI、脂肪抑制 PD/T_2WI，平行于肱骨远端髁间连线，层厚≤3mm，对于严重屈曲挛缩的肘关节还应再平行于尺、桡骨的长轴扫描获得肘关节前臂部分的冠状面图像；矢状面 PD/T_2WI（±脂肪抑制），垂直于肱骨远端髁间连线，层厚≤3mm。

2）辅助检查序列：3D 序列。

2. 图像质量要求

（1）清晰显示肘关节的骨、软骨、韧带和周围肌腱、肌肉等结构。

（2）无明显伪影或不影响结构观察（图 3-2-10～图 3-2-12）。

（二）肘关节 MRI 增强扫描

1. 检查技术要点

（1）增强扫描前须至少有一个方位的 T_1WI 脂肪抑制图像。

（2）注射对比剂后进行横断面、冠状面和（或）矢状面脂肪抑制 T_1WI 扫描，保证至少有一

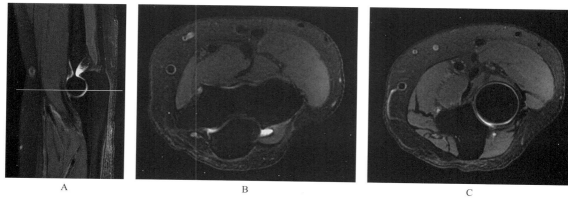

图 3-2-10　肘关节 MRI 平扫横断面
A. 定位相；B. 肱骨髁层面脂肪抑制 PDWI；C. 上尺桡关节层面脂肪抑制 PDWI

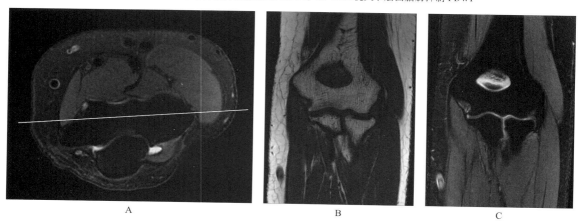

图 3-2-11　肘关节 MRI 平扫冠状面
A. 定位相；B. T₁WI；C. 脂肪抑制 T₂WI

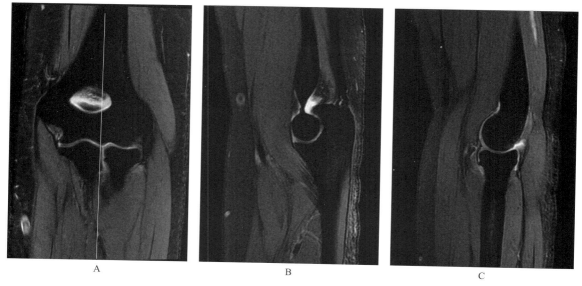

图 3-2-12　肘关节 MRI 平扫矢状面
A. 定位相；B. 尺骨层面脂肪抑制 PDWI；C. 桡骨层面脂肪抑制 PDWI

个序列与平扫 T_1WI 方位相同、参数相当。

（3）辅助检查序列：3D 脂肪抑制快速序列。

（4）脂肪抑制 T_1WI 高信号病灶建议使用减影技术。

2．图像质量要求

扫描区域血管内可见明显对比剂充盈。余同肘关节 MRI 平扫（图 3-2-13）。

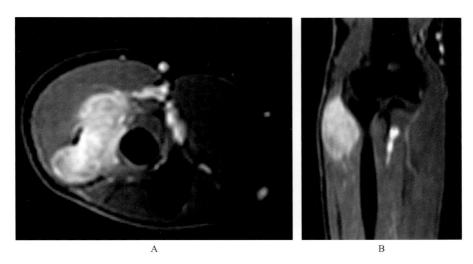

图 3-2-13 肘关节 MRI 增强扫描

A．横断面脂肪抑制 T_1WI＋C；B．冠状面脂肪抑制 T_1WI＋C

四、影像学检查方法选择

（1）X 线平片是肘部病变的首选影像检查方法。根据 X 线表现，结合临床可再选择 CT 或 MRI 检查。

（2）CT 在显示细微骨性结构的变化及钙化上有优势。

（3）MRI 对显示骨髓、软骨以及关节内外软组织结构有优势。

（柳 林 刘斯润 张朝晖）

第 3 节 腕骨与腕关节

一、X 线检查

（一）腕关节正位

1．摄片技术要点

（1）摄片体位：患者坐在 X 线检查床旁边，掌心向下置于床面。如为多发骨折等复合损伤或年老体弱者，可以采用卧位。

（2）投照野：包括腕骨、掌骨基底部、尺骨和桡骨远端。

（3）中心线：中心线对准尺桡骨茎突连线中点，垂直射入，若同时摄双侧腕关节，中心线对准投照野中心。

2. 图像质量要求

腕骨、掌骨基底部以及尺桡骨远端骨质结构、关节面、关节间隙及周围软组织清晰显示，层次分明（图 3-3-1）。

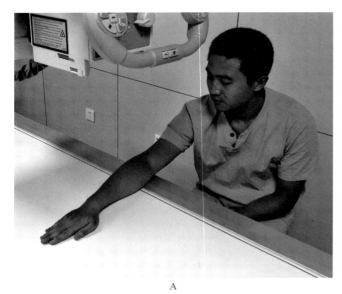 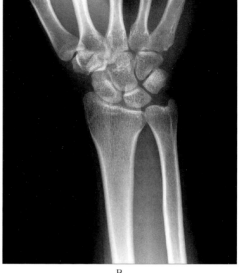

图 3-3-1　腕关节正位 X 线片

A. 摄片体位；B. 标准图像

（二）腕关节侧位

1. 摄片技术要点

（1）摄片体位：患者坐在 X 线检查床旁边，上肢尽量伸直，置于床面，手立于尺骨面，手指伸直或轻微弯曲。如为多发骨折等复合损伤或年老体弱者，可以采用卧位。

（2）投照野：包括腕骨、掌骨基底部、尺骨和桡骨远端。

（3）中心线：尺骨茎突置入投照野中心，对准桡骨茎突垂直射入。

2. 图像质量要求

桡骨和尺骨远端重叠，但头状骨、月骨和桡骨的纵轴关系可以清楚显示。余同 X 线片正位（图 3-3-2）。

（三）腕关节斜位（包括旋后斜位和旋前斜位）

1. 摄片技术要点

（1）摄片体位：

1）旋后斜位，手的尺侧放于检查床上向其背面倾斜 30°，手指并拢，拇指外展。

2）旋前斜位，手的尺侧放于检查床上向其掌侧倾斜 40°，手指轻度屈曲并拢，大拇指放于手指前。

（2）投照野：包括腕骨、掌骨基底部、尺骨和桡骨远端。

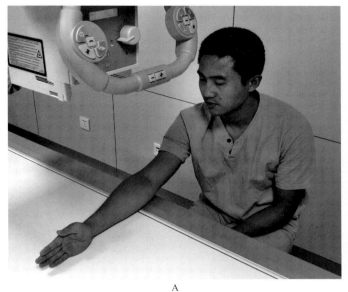
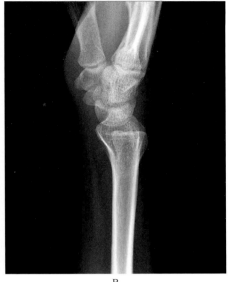

图 3-3-2 腕关节侧位 X 线片

A. 摄片体位；B. 标准图像

（3）中心线：中心线对准腕骨中心垂直射入。

2. 图像质量要求

（1）旋后斜位 X 线片上可特别清楚显示豌豆骨和豌豆骨三角骨关节。

（2）旋前斜位 X 线片上可特别清楚显示三角骨背侧面、钩骨体、手舟骨桡掌侧面、手舟骨大多角骨关节和大多角骨小多角骨关节（图 3-3-3、图 3-3-4）。

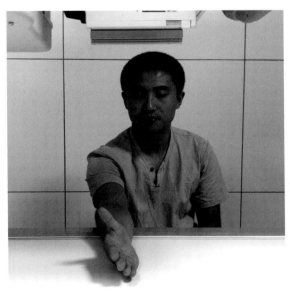
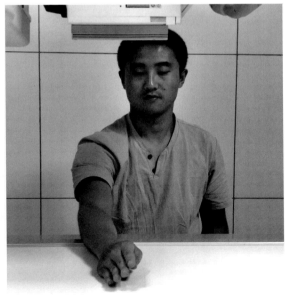

图 3-3-3 腕关节斜位 X 线（旋后斜）摄片体位　　　图 3-3-4 腕关节斜位 X 线（旋前斜）摄片体位

二、CT 检查

（一）腕关节 CT 平扫

1. 检查技术要点

（1）非螺旋扫描模式

1）扫描体位：俯卧位，头先进，手举过头，手指平伸、掌心向下平放于检查床。必要时双侧同时扫描，以便对照。

2）扫描范围：从尺桡骨远侧至患病关节的远端。

3）扫描角度：横断面扫描。

4）层厚：≤4mm。

（2）螺旋扫描模式

1）扫描范围：从尺桡骨远侧至患病关节的远端，如估计患病关节的改变比较细微，可以将对侧的关节同时扫描以便进行对照。

2）重建算法：选用标准算法重建图像，推荐采用骨算法和软组织算法分别用于显示骨性结构和其周围的软组织。

3）重组方法：常规采用横断面、冠状面和矢状面重组图像，层厚≤3mm。横断面垂直于尺桡骨长轴，冠状面平行于尺桡骨茎突连线，矢状面垂直于尺桡骨茎突连线。根据需要可补充容积再现等三维图像。

2. 图像质量要求

（1）图像可清晰显示骨质、关节面、周围软组织结构。

（2）照片须包括软组织窗和骨窗两种图像，尚须包含定位像及定位线（图 3-3-5～图 3-3-7）。

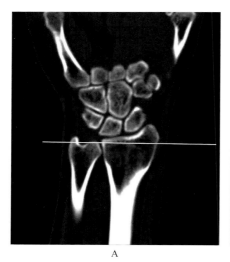 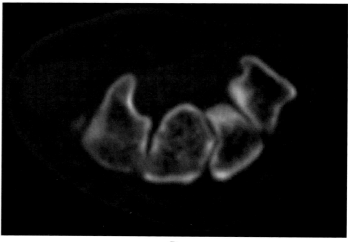

图 3-3-5　腕关节 CT 平扫横断面

A. 定位相；B. 腕管层面骨窗；C. 腕管层面软组织窗；D. 下尺桡关节层面骨窗；E. 下尺桡关节层面软组织窗

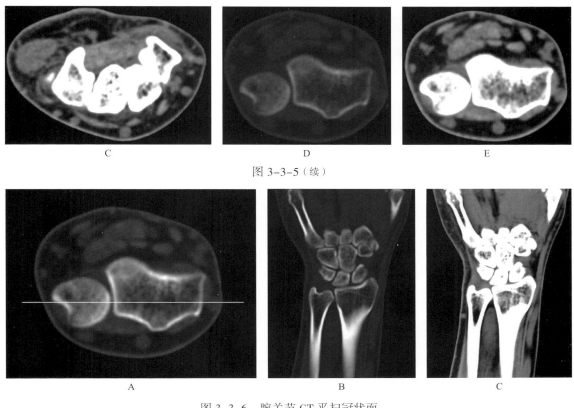

C D E

图 3-3-5（续）

图 3-3-6 腕关节 CT 平扫冠状面
A. 定位相；B. 骨窗；C. 软组织窗

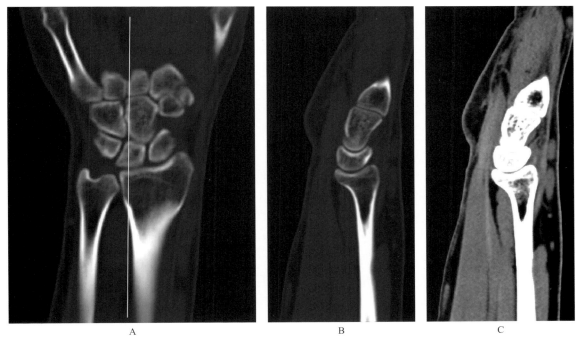

A B C

图 3-3-7 腕关节 CT 平扫矢状面
A. 定位相；B. 骨窗；C. 软组织窗

（二）腕关节 CT 增强扫描

1. 检查技术要点

（1）增强扫描前须有腕关节 CT 平扫。

（2）推荐动脉晚期扫描，必要时动脉晚期和静脉期双期扫描。

（3）检查技术要点同腕关节 CT 平扫。

2. 图像质量要求

动脉晚期图像要求扫及层面动脉明显强化；静脉期要求静脉内对比剂填充。余同腕关节 CT 平扫（图 3-3-8）。

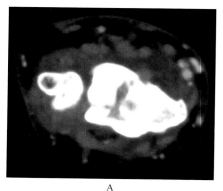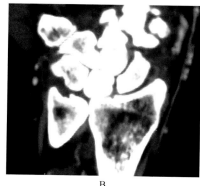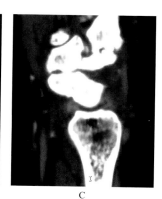

A　　　　　　　　　　　　B　　　　　　　　　　　　C

图 3-3-8　腕关节 CT 增强扫描

A. 横断面软组织窗；B. 冠状面软组织窗；C. 矢状面软组织窗

三、MRI 检查

（一）腕关节 MRI 平扫

1. 检查技术要点

（1）线圈：推荐使用多通道腕关节专用线圈或表面柔软线圈。如果双侧腕关节同时扫描，应选适宜尺寸的表面柔软线圈或相控阵头线圈。

（2）体位：单侧腕关节扫描可采用两种体位。

1）仰卧位：受检侧上肢伸直置于体侧，掌心向内，让患者将身体尽量移向检查床另一侧以使被检腕关节尽量靠近检查床中线。

2）俯卧或仰卧位：受检侧上肢伸直置于头上的磁体中心，掌心向上或向下。双侧腕关节扫描采用仰卧或俯卧位、双手置于头上的磁体中心，掌心向上或向下。

（3）成像范围：单侧腕关节检查常规包括腕关节及部分掌指关节，FOV 10～12cm。双侧腕关节检查应包括腕关节、掌指关节和各个指间关节。

（4）检查序列与要求

1）基本检查方位和序列：常规扫描横断面脂肪抑制 PDWI，垂直于尺桡骨长轴，层厚≤4mm；冠状面 T_1WI、脂肪抑制 PD/T_2WI，平行于尺桡骨茎突连线冠状面，层厚≤3mm；矢状面脂肪抑制 PD/T_2WI，垂直于尺桡骨茎突连线冠状面，层厚≤3mm。

2）辅助检查序列：3D GRE 序列。脂肪饱和法抑脂不均匀时，可选用 STIR 序列。

2．图像质量要求

（1）图像应清晰显示腕关节诸骨的骨质、关节面、关节软骨、周围的肌腱、韧带等软组织结构，病变和周围的结构对比良好。

（2）无明显伪影或不影响结构观察（图 3-3-9～图 3-3-11）。

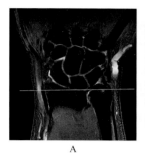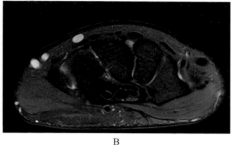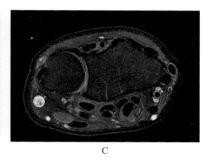

A   B   C

图 3-3-9　腕关节 MRI 平扫横断面

A. 定位相；B. 腕管层面脂肪抑制 PDWI；C. 下尺桡关节层面脂肪抑制 PDWI

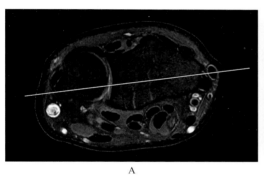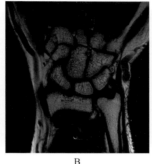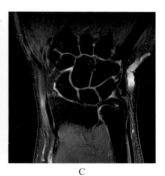

A   B   C

图 3-3-10　腕关节 MRI 平扫冠状面

A. 定位相；B. T_1WI；C. 脂肪抑制 PDWI

（二）腕关节 MRI 增强扫描

1．检查技术要点

（1）增强扫描前须至少有一个方位的 T_1WI 脂肪抑制图像。

（2）注射对比剂后进行横断面、冠状面脂肪抑制 T_1WI 扫描，保证至少有一个序列与平扫 T_1WI 方位相同、参数相当。

（3）辅助检查序列：3D 脂肪抑制快速序列。

（4）脂肪抑制 T_1WI 高信号病灶建议使用减影技术。

2．图像质量要求

扫描区域血管内可见明显对比剂充盈。余同腕关节 MRI 平扫（图 3-3-12）。

四、影像学检查方法选择

（1）X 线摄影是腕关节病变的首选影像检查方法。根据 X 线表现，结合临床可再选择

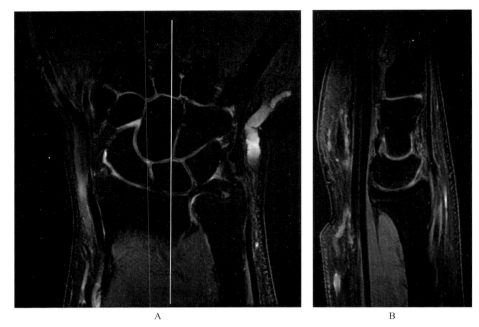

图 3-3-11　腕关节 MRI 平扫矢状面

A. 定位相；B. 抑制 PDWI

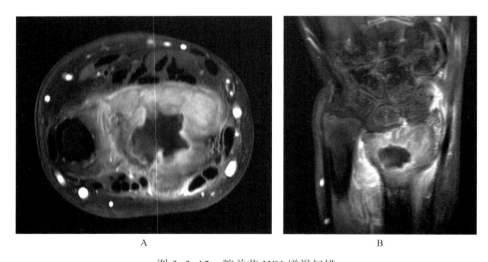

图 3-3-12　腕关节 MRI 增强扫描

A. 横断面脂肪抑制 T_1WI+C；B. 冠状面脂肪抑制 T_1WI+C

CT 或 MRI 检查。

（2）如怀疑粉碎性骨折，需了解骨折和关节面的关系、细小的骨质改变，可选择 CT 检查。

（3）如怀疑关节不稳定、韧带肌腱撕裂、早期类风湿关节炎的滑膜或软骨改变者，首选 MRI 检查。MRI 显示软组织较好。

（白荣杰　丁晓毅　王德杭　张朝晖　郑玄中）

本章图片提供：陈宁、于爱红、赵宇晴

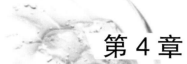

第4章

上肢骨骼与软组织

第1节 肩胛骨、锁骨

一、X线检查

（一）肩胛骨前后位

1. 摄片技术要点

（1）摄片体位：患者仰卧位，被检侧上臂外展，与躯干成90°，肘部弯曲使前臂上举与躯干平行，前臂和手背紧贴床面，使肩胛骨尽量外旋。如患者有骨折可选用站立位。

（2）投照野：上缘包括肩部，下缘包括肩胛骨下角，肩关节周边软组织。

（3）中心线：经喙突下4～5cm（相当于肩胛骨纵轴中点）垂直射入。

2. 图像质量要求

摄片范围包括肩胛骨、肱骨近端、肩关节，可清晰显示锐利的骨结构及软组织细节，无运动伪影（图4-1-1）。

（二）肩胛骨侧位

1. 摄片技术要点

（1）摄片体位：患者站立于摄影架前，面向图像板倾斜45°～60°，被检侧胸壁贴于摄影架，使肩胛骨内外缘垂直摄影架。

（2）投照野：上缘包括肩部，下缘包括肩胛骨下角，肩关节周边软组织。

（3）中心线：中心线呈水平方向，经肩胛骨内缘与胸壁间隙垂直射入。

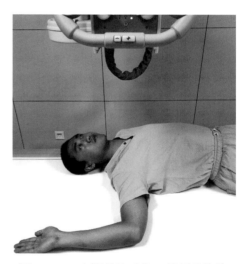

图4-1-1　肩胛骨前后位X线摄片体位

2. 图像质量要求

摄片范围包括肩胛骨、肱骨近端、肩关节，可清晰显示锐利的骨结构及软组织细节，无运动伪影（图4-1-2）。

（三）肩胛骨Y位

1. 摄片技术要点

（1）摄片体位：后前位站立于摄影架前，患侧肩部靠紧摄影架，身体冠状面与摄影架成45°～60°夹角，患侧上肢自然下垂。

（2）投照野：上缘包括肩部，下缘包括肩胛骨下角，肩关节周边软组织。

（3）中心线：垂直于盂肱关节射入，屏气曝光。

2. 图像质量要求

Y 位肩胛骨体部无肋骨及肱骨近端重叠，清晰显示肩峰形态，肩峰下间隙。可清晰显示锐利的骨结构及软组织细节，无运动伪影（图 4-1-3）。

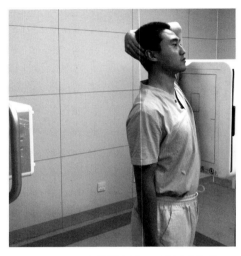
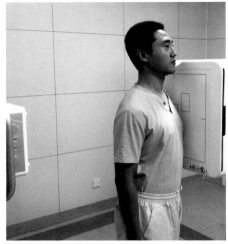

图 4-1-2　肩胛骨侧位 X 线摄片体位　　　图 4-1-3　肩胛骨 Y 位 X 线摄片体位

（四）锁骨后前正位

1. 摄片技术要点

（1）摄片体位：患者站立于摄影架前，上肢下垂，被检侧锁骨紧贴摄影架。

（2）投照野：包括外缘的肩锁关节和内侧的胸锁关节。

（3）中心线：对准肩胛骨上部或锁骨中点射入。

2. 图像质量要求

摄片范围包括锁骨、肩锁关节、胸锁关节。骨皮质、骨松质、骨髓腔、周围软组织等影像结构清晰，层次分明；关节及其间隙显示清晰（图 4-1-4）。

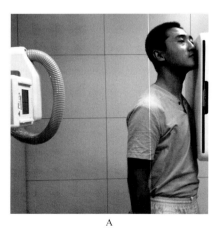
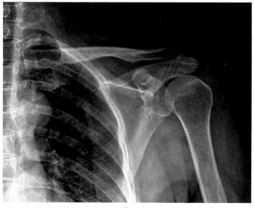

A　　　　　　　　　　　　　　　B

图 4-1-4　锁骨后前正位 X 线片

A. 摄片体位；B. 标准图像

（五）锁骨前后轴位（前弓位）

1. 摄片技术要点

（1）摄片体位：坐位或直立背向摄影架，上肢下垂，身体正中矢状面或脊柱对胸片摄影架，身体稍离开摄影架，上胸向后仰，使背部紧靠摄影架，腹部向前挺出。

（2）投照野：需超出肩部 8cm。

（3）中心线：球管向头侧倾斜 0°～15°，对准锁骨中段射入暗盒中心。

2. 图像质量要求

摄片范围包括锁骨、肩锁关节、胸锁关节。骨皮质、骨松质、骨髓腔、周围软组织等影像结构清晰，层次分明；关节及其间隙显示清晰（图 4-1-5）。

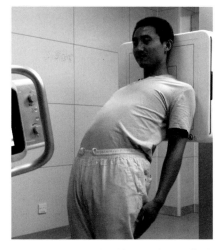

图 4-1-5　锁骨前后轴位 X 线摄片体位

二、CT 检查

（一）肩胛骨及锁骨 CT 平扫

1. 检查技术要点

（1）非螺旋扫描模式

1）扫描范围：范围自从肩锁关节上方到肩胛骨下角，包括肩胛骨、近段肱骨、锁骨外 2/3。

2）扫描角度：常规横断位扫描垂直于肱骨干。

（2）螺旋扫描模式

1）扫描范围：范围自从肩锁关节上方到肩胛骨下角，包括肩胛骨、近段肱骨、锁骨外 2/3。

2）重建算法：选用标准算法重建图像，通过软组织窗和骨窗分别观察软组织和骨结构。推荐使用软组织算法和骨算法观察上述结构。

3）重组方法常规采用冠状面和矢状面重组图像，必要时补充曲面、容积再现等三维图像。层厚≤3mm。

2. 图像质量要求

（1）图像应清晰显示肩部的骨解剖及周边软组织，包括锁骨、肩胛骨、肩峰、关节盂、肱骨头颈等。

（2）照片须包括软组织窗和骨窗两种图像，尚须包含定位像及定位线（图 4-1-6～图 4-1-8）。

（二）肩胛骨及锁骨 CT 增强扫描

1. 检查技术要点

（1）增强扫描前须有肩胛骨及锁骨 CT 平扫。

（2）推荐行动脉晚期扫描，必要时行动脉晚期和静脉期双期扫描。

（3）检查技术要点同肩胛骨及锁骨 CT 平扫。

2. 图像质量要求

动脉晚期图像要求扫及层面动脉明显强化；静脉期要求静脉内对比剂填充。余同肩胛

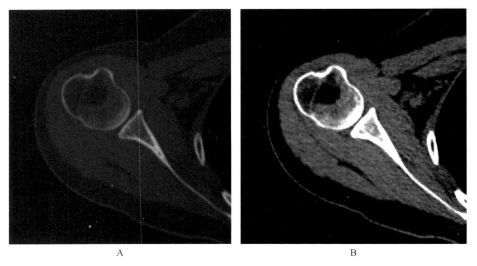

图 4-1-6 肩胛骨及锁骨 CT 平扫横断面
A. 骨窗；B. 软组织窗

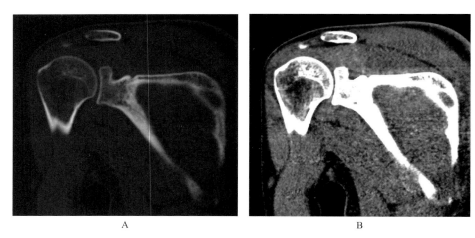

图 4-1-7 肩胛骨及锁骨 CT 平扫冠状面
A. 骨窗；B. 软组织窗

骨及锁骨 CT 平扫（图 4-1-9）。

三、MRI 检查

（一）肩胛骨及锁骨 MRI 平扫

1. 检查技术要点

（1）线圈及检查体位：推荐使用表面线圈，体部相控阵线圈。仰卧，头先进，手臂放置于身旁并与之平行，可以用沙袋固定肩部和手臂以避免运动伪影。

（2）成像范围：成像范围自上向下从肩锁关节上方到肩胛骨下角下方，自外至内从外侧三角肌及内侧冈上窝，自前向后从胸大肌到冈下肌腱。

（3）检查序列与要求

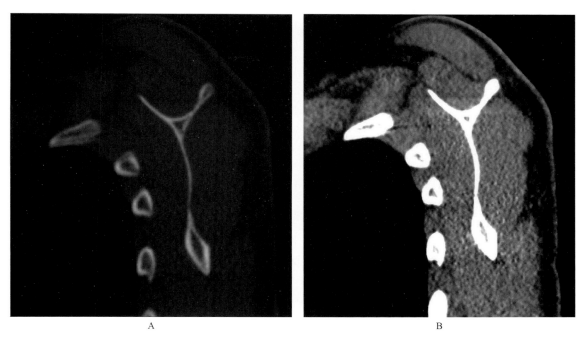

图 4-1-8 肩胛骨及锁骨 CT 平扫矢状面

A. 骨窗；B. 软组织窗

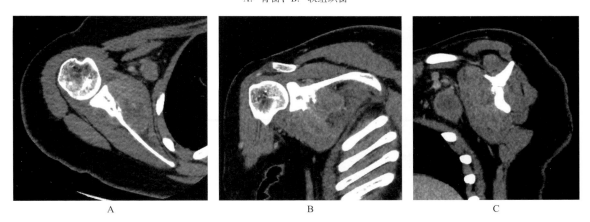

图 4-1-9 肩胛骨及锁骨 CT 增强扫描

A. 横断面软组织窗；B. 冠状面软组织窗；C. 矢状面软组织窗

1）基本检查方位和序列：横轴面 T_1WI、脂肪抑制 T_2WI，根据需要可增加 T_2WI 序列。垂直于肩胛骨内侧缘。层厚≤4～5mm，层间距≤1mm。锁骨扫描层厚≤3mm；层间距≤1mm。

2）辅助检查序列：矢状面和冠状面的脂肪抑制 T_2WI。冠状面平行于肩胛骨解剖冠状面，矢状面垂直于肩胛骨解剖冠状面。层厚≤4～5mm，层间距≤1mm。

2. 图像质量要求

（1）清晰显示骨质、关节面、关节软骨、周围的肌腱、韧带、肌肉等软组织结构，病变和周围结构有良好对比。

（2）无明显伪影或不影响结构观察（图 4-1-10）。

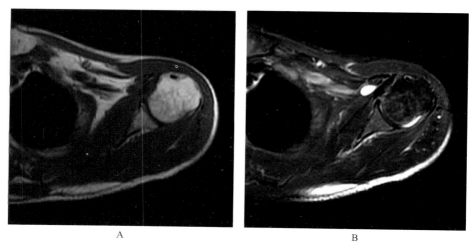

图 4-1-10   肩胛骨及锁骨 MRI 平扫横断面

A. T_1WI；B. 脂肪抑制 T_2WI

（二）肩胛骨及锁骨 MRI 增强扫描

1．检查技术要点

（1）增强扫描前须至少有一个方位的 T_1WI 脂肪抑制图像。

（2）注射对比剂后进行横断面、冠状面脂肪抑制 T_1WI 扫描，保证至少有一个序列与平扫 T_1WI 方位相同、参数相当。

（3）辅助检查序列：3D 脂肪抑制快速序列。

（4）脂肪抑制 T_1WI 高信号病灶建议使用减影技术。

2．图像质量要求

扫描区域血管内可见明显对比剂充盈。余同肩胛骨及锁骨 MRI 平扫（图 4-1-11）。

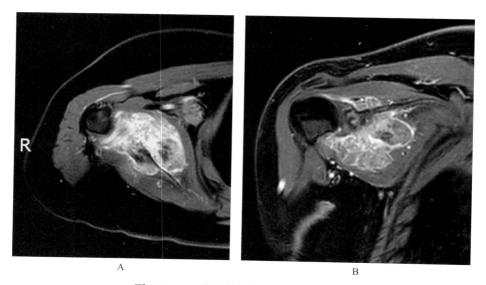

图 4-1-11   肩胛骨及锁骨 MRI 增强扫描

A. 横断面脂肪抑制 T_1WI+C；B. 冠状面脂肪抑制 T_1WI+C

四、影像学检查方法选择

（1）X线平片适用肩胛骨和锁骨疾病初步筛查，可诊断骨折、脱位及骨折术后随访。

（2）CT是X线平片检查的进一步补充，对结构较复杂的骨性结构损伤、软组织和肿瘤的钙化骨化等显示极佳，如轻微骨折、多发骨折、游离骨碎片，可进行二维三维图像重组。

（3）MRI的软组织分辨率极高，是骨骼肌肉软组织病变最常用的检查手段，可应用于隐匿性骨折、骨和软组织肿瘤、炎性病变的检查。

（葛英辉　屈　辉　姚伟武）

第2节　肱骨及上臂

一、X线检查

（一）肱骨及上臂正位

1. 摄片技术要点

（1）摄片体位：患者仰卧于检查床上，手臂伸直稍外展，掌心向上，肱骨置于投照野，对侧肩部稍垫高，使被检侧上臂尽量贴近床面，肱骨长轴和图像接收板长轴平行，被检者如无法平卧，可使用立位。

（2）投照野：上缘包括肩关节，下缘包括肘关节。

（3）中心线：中心线对准肱骨中点垂直射入。

2. 图像质量要求

（1）图像包括肩关节、肱骨全长和肘关节。

（2）骨皮质、骨松质、骨髓腔、周围软组织等影像结构清晰，层次分明；关节及其间隙显示清晰（图4-2-1）。

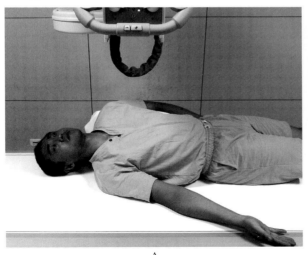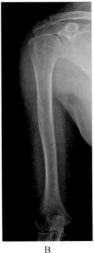

A　　　　　　　　　　　　　B

图 4-2-1　肱骨及上臂正位 X 线片

A. 摄片体位；B. 标准图像

（二）肱骨及上臂侧位

1. 摄片技术要点

（1）摄片体位：患者仰卧于检查床上，对侧肩部垫高，肱骨长轴和图像接收板长轴平行，被检查手臂和身体稍分离，肘关节屈曲呈 90°，前臂内旋。

（2）投照野：上缘包括肩关节，下缘包括肘关节。

（3）中心线：肱骨中心置入片盒中心，中心线对准肱骨中点垂直射入片盒。

2. 图像质量要求

（1）图像包括肩关节、肱骨全长和肘关节，肱骨内外上髁相互重叠。

（2）骨皮质、骨松质、骨髓腔、周围软组织等影像结构清晰，层次分明（图 4-2-2）。

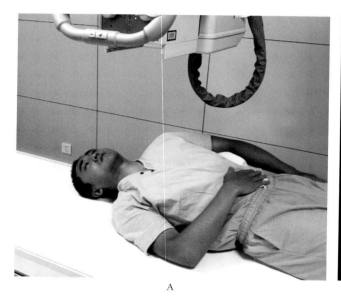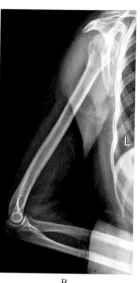

图 4-2-2　肱骨及上臂侧位 X 线片

A. 摄片体位；B. 标准图像

二、CT 检查

（一）肱骨及上臂 CT 平扫

1. 检查技术要点

（1）非螺旋扫描模式

1）扫描范围：包括肩关节、肘关节和肱骨全长。特殊病变可依据临床要求行小范围扫描。

2）扫描角度：一般采用横断面扫描。

（2）螺旋扫描模式

1）扫描范围：包括肩关节、肘关节和肱骨全长。

2）重建算法：选用标准算法重建图像，通过软组织窗和骨窗分别观察软组织和骨结构。推荐使用软组织算法和骨算法观察上述结构。

3）重组方法：常规以肱骨的解剖平面进行横轴面、冠状面、矢状面图像重组，必要时补充容积再现、三维表面遮盖等三维图像。层厚：横轴面≤5mm，冠状面、矢状面≤3mm。

2. 图像质量要求

（1）清晰显示骨质、关节面、周围的肌腱、韧带等软组织。

（2）照片须包括骨窗及软组织窗，应包括定位像及定位线（图4-2-3～图4-2-5）。

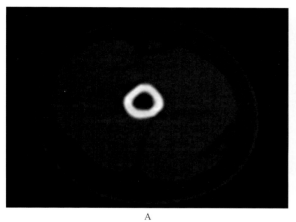
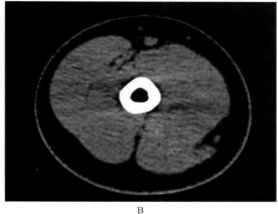

図 4-2-3　肱骨及上臂 CT 平扫横断面

A. 骨窗；B. 软组织窗

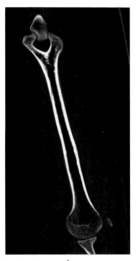
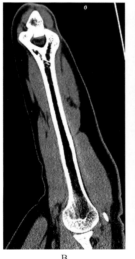
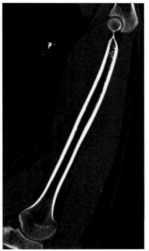
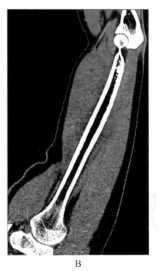

図 4-2-4　肱骨及上臂 CT 平扫冠状面　　　　　　図 4-2-5　肱骨及上臂 CT 平扫矢状面

A. 骨窗；B. 软组织窗　　　　　　　　　　　　　A. 骨窗；B. 软组织窗

（二）肱骨及上臂 CT 增强扫描

1. 检查技术要点

（1）增强扫描前须有肱骨及上臂 CT 平扫（图4-2-6）。

（2）推荐行动脉晚期扫描，必要时行动脉晚期和静脉期双期扫描。

（3）检查技术要点同肱骨及上臂 CT 平扫。

2. 图像质量要求

动脉晚期图像要求扫及层面动脉明显强化；静脉期要求静脉内对比剂填充。余同肱骨及

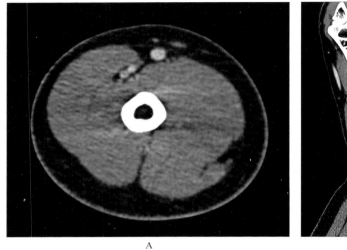
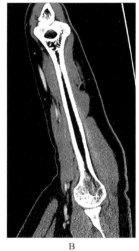
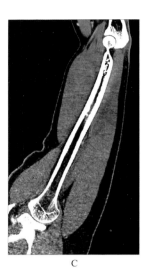

图 4-2-6　肱骨及上臂 CT 增强扫描

A. 横断面软组织窗；B. 冠状面软组织窗；C. 矢位面软组织窗

上臂 CT 平扫。

三、MRI 检查

（一）肱骨及上臂 MRI 平扫

1. 检查技术要点

（1）线圈和体位：根据扫描大小，推荐使用多通道表面柔软线圈，如果病灶接近肩关节，也可使用肩关节专用线圈。仰卧位头先进，上肢伸直置于体侧，掌心向上，患者身体尽量移向检查床另一侧以使被检肢体靠近检查床中线。腹式呼吸，用沙袋固定肩部和手臂以避免运动。

（2）成像范围：成像范围根据临床需求，包全病变。

（3）检查序列与要求

1）基本检查方位和序列：常规扫描横轴面、冠状面、矢状面 T_2WI 或脂肪抑制 T_2WI，同时选择一个主要病变平面扫描 T_1WI。层厚≤3mm，冠状面、矢状面层间距≤1mm，横轴面大范围扫描时层间距≤2mm。

2）辅助检查序列：对骨髓病变以及软组织病变，常用 STIR 序列。

2. 图像质量要求

（1）清晰显示扫描范围内的骨质、关节面、关节软骨、周围的肌腱、韧带等软组织结构，病变和周围结构对比良好。

（2）无明显伪影或不影响结构观察（图 4-2-7）。

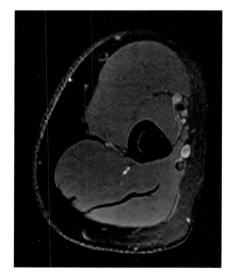

图 4-2-7　肱骨及上臂 MRI 平扫

横断面脂肪抑制 T_2WI

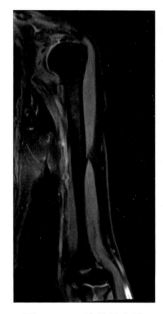

图 4-2-8　肱骨及上臂
MRI 平扫

冠状面脂肪抑制 T_2WI

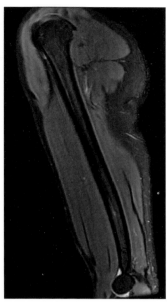

图 4-2-9　肱骨及上臂
MRI 平扫

矢状面脂肪抑制 T_2WI

（二）肱骨及上臂 MRI 增强扫描

1. 检查技术要点

（1）增强扫描前须至少有一个方位的 T_1WI 脂肪抑制图像。

（2）注射对比剂后进行横断面、冠状面脂肪抑制 T_1WI 扫描，保证至少有一个序列与平扫 T_1WI 方位相同、参数相当。

（3）辅助检查序列：3D 脂肪抑制快速序列。

（4）脂肪抑制 T_1WI 高信号病灶建议使用减影技术。

2. 图像质量要求

扫描区域血管内可见明显对比剂充盈。余同肱骨及上臂 MRI 平扫（图 4-2-8～图 4-2-10）。

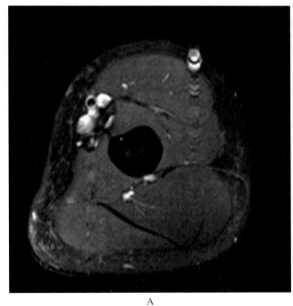

A

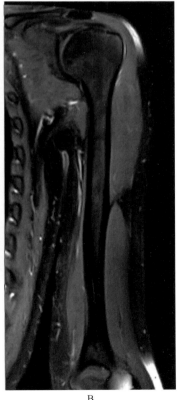

B

图 4-2-10　肱骨及上臂 MRI 增强扫描

A. 横断面肱骨干脂肪抑制 T_1WI+C；
B. 冠状面脂肪抑制 T_1WI+C

四、影像检查方法选择

（1）如拟诊为骨折、各种骨病，首选是 X 线检查。

（2）如拟诊为粉碎性骨折须了解骨折和关节面的关系、细小的骨质改变，以及肿瘤的内部结构等，在平片的基础上增加 CT 检查。

（3）如拟诊为肌肉、软组织病变者，首选是 MRI 检查。

（丁建平　葛英辉　屈　辉）

第 3 节　尺桡骨及前臂

一、X 线检查

（一）尺桡骨及前臂正位

1. 摄片技术要点

（1）摄片体位：患者坐于检查床旁，前臂伸直，掌心向上，手臂紧贴床面，肩部略向被检侧外旋，前臂长轴与图像接收板长轴平行一致。如为多发骨折等复合损伤或年老体弱者，可以采用卧位，移动球管以达到摄片的要求。

（2）投照野：上缘包括肘关节，下缘包括腕关节。

（3）中心线：中心线对准前臂中点垂直射入。

2. 图像质量要求

（1）影像范围包括肘关节、尺骨和桡骨以及腕关节。

（2）骨皮质、骨松质、骨髓腔、周围软组织等影像结构清晰，层次分明；关节及其间隙显示清晰（图 4-3-1）。

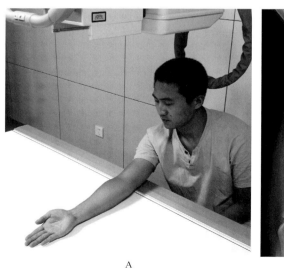
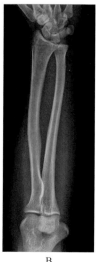

A
B

图 4-3-1　尺桡骨及前臂正位 X 线片

A. 摄片体位；B. 标准图像

（二）尺桡骨及前臂侧位

1. 摄片技术要点

（1）摄片体位：患者侧坐于检查床旁，90°屈肘，前臂尺侧紧贴床面，拇指向上，被检侧肩部放低，尽量接近肘部高度。如为多发骨折等复合损伤或年老体弱者，可以采用卧位，移动球管以达到摄片的要求。

（2）投照野：上缘包括肘关节，下缘包括腕关节。

（3）中心线：中心线对准前臂中心垂直射入。

2. 图像质量要求

（1）影像范围包括肘关节、尺骨和桡骨以及腕关节。

（2）骨皮质、骨松质、骨髓腔、周围软组织等影像结构清晰，层次分明（图4-3-2）。

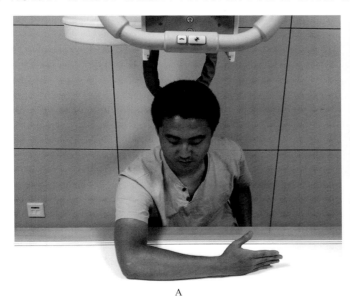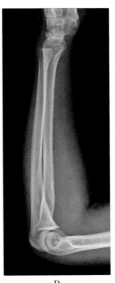

图 4-3-2　尺桡骨及前臂侧位 X 线片

A. 摄片体位；B. 标准图像

二、CT 检查

（一）尺桡骨及前臂 CT 平扫

1. 检查技术要点

（1）非螺旋扫描模式

1）扫描体位：仰卧位，手臂上举，掌心向内平放于检查床上，头略向对侧偏斜。也可采取仰卧位，手臂放于体侧，掌心朝上，轻度外旋，尽量偏向一侧使手臂置于机架中心。

2）扫描范围：包括肘关节、尺桡骨以及腕关节。

3）扫描角度：一般采用横断面扫描。

4）层厚：≤5mm。

（2）螺旋扫描模式

1）扫描体位及范围：同非螺旋扫描模式。

2）重建算法：选用标准算法重建图像，通过软组织窗和骨窗分别观察软组织和骨结构。推荐使用软组织算法和骨算法观察上述结构。

3）重组方法：常规采用横断面、冠状和矢状面重组图像，层厚≤3mm。横断面垂直于尺桡骨长轴，冠状面、矢状面分别平行于尺桡骨解剖冠状面和矢状面。根据需要可补充容积再现、表面遮盖等三维重组图像。

2. 图像质量要求

（1）图像应清晰显示骨质、关节面、周围的肌腱、韧带等软组织。

（2）照片要求有骨窗、软组织窗二种图片。有定位像、定位线（图 4-3-3～图 4-3-5）。

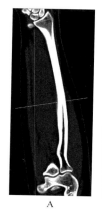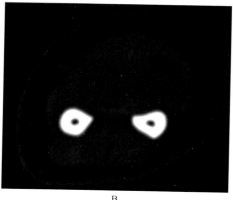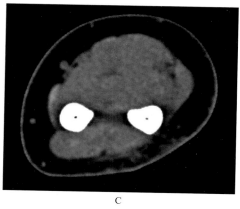

A   B   C

图 4-3-3 尺桡骨及前臂 CT 平扫横断面
A. 定位相；B. 骨窗；C. 软组织窗

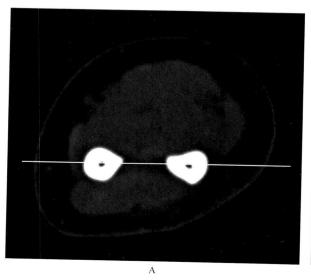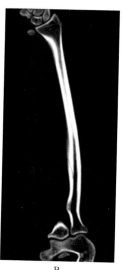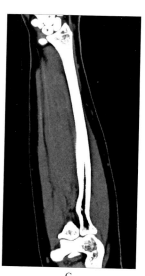

A   B   C

图 4-3-4 尺桡骨及前臂 CT 平扫冠状面
A. 定位相；B. 骨窗；C. 软组织窗

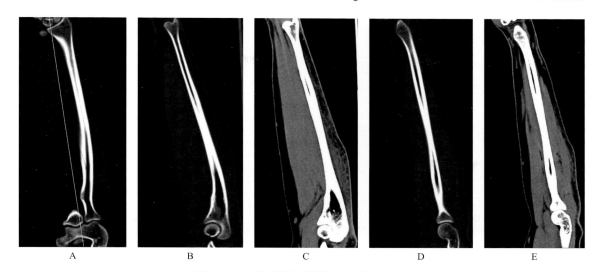

图 4-3-5　尺桡骨及前臂 CT 平扫矢状面

A. 定位相；B. 尺骨骨窗；C. 尺骨软组织窗；D. 桡骨骨窗；E. 桡骨软组织窗

（二）尺桡骨及前臂 CT 增强扫描

1. 检查技术要点

（1）增强扫描前须有尺桡骨及前臂 CT 平扫。

（2）推荐行动脉晚期扫描，必要时行动脉晚期和静脉期双期扫描。

（3）检查技术要点同尺桡骨及前臂 CT 平扫。

2. 图像质量要求

动脉晚期图像要求扫及层面动脉明显强化；静脉期要求静脉内对比剂填充。余同尺桡骨及前臂 CT 平扫（图 4-3-6）。

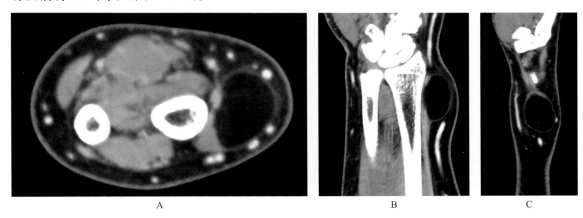

图 4-3-6　尺桡骨及前臂 CT 增强扫描

A. 横断面软组织窗；B. 冠状面软组织窗；C. 矢状面软组织窗

三、MRI 检查

（一）尺桡骨及前臂 MRI 平扫

1. 检查技术要点

（1）线圈和体位：常规使用表面柔性线圈。仰卧位，前臂伸直置于体侧，掌心向上轻度外旋。

患者身体尽可能向对侧移位使前臂尽量位于磁体中心。也可采取俯卧位，前臂伸直置于头上，掌心向内置于磁体中心。

（2）成像范围：成像范围根据患者病变部位，应包全病变及至少相邻的一个关节。

（3）检查序列与要求

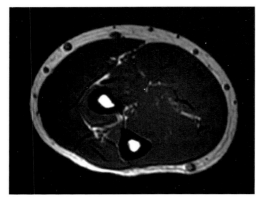

图 4-3-7　尺桡骨及前臂 MRI 平扫
横断面 T₂WI

1）基本检查序列：根据病变具体情况，选择横断面、冠状面、矢状面行 T_1WI、T_2WI、脂肪抑制 T_2WI 扫描，至少有一个平面包含上述全部三个序列。扫描平面以尺桡骨解剖层面为基准。层厚、层间距视病变大小而定。

2）辅助检查序列：STIR 序列。

2. 图像质量要求

（1）清晰显示骨质、关节面、关节软骨、周围的肌腱、韧带等软组织结构，病变和周围的结构有良好对比。

（2）无明显伪影或不影响结构观察（图 4-3-7～图 4-3-9）。

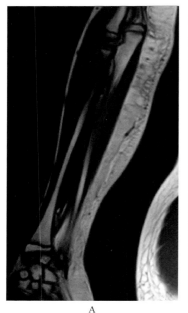

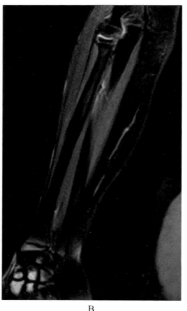

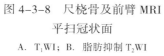

图 4-3-8　尺桡骨及前臂 MRI
平扫冠状面
A. T₁WI；B. 脂肪抑制 T₂WI

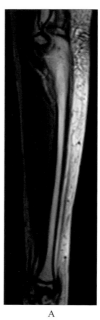

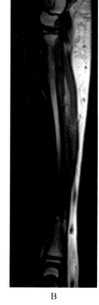

图 4-3-9　尺桡骨及前臂 MRI 平扫
矢状面
A. 尺骨 T₂WI；B. 桡骨 T₂WI

（二）尺桡骨及前臂 MRI 增强扫描

1. 检查技术要点

（1）增强扫描前须至少有一个方位的 T_1WI 脂肪抑制图像。

（2）注射对比剂后进行横断面、冠状面脂肪抑制 T_1WI 扫描，保证至少有一个序列与平扫 T_1WI 方位相同、参数相当。

（3）辅助检查序列：3D 脂肪抑制快速序列。

（4）脂肪抑制 T_1WI 高信号病灶建议使用减影技术。

2. 图像质量要求

扫描区域血管内可见明显对比剂充盈。余同尺桡骨及前臂 MRI 平扫（图 4-3-10）。

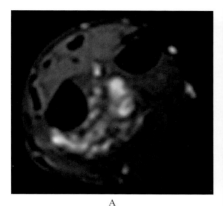
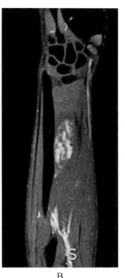

图 4-3-10　尺桡骨及前臂 MRI 增强
扫描
A. 横断面脂肪抑制 T_1WI+C；B. 冠状面脂
肪抑制 T_1WI+C

四、影像检查方法选择

（1）如拟诊为骨折、各种骨病，首选 X 线检查。

（2）如拟诊为粉碎性骨折需了解骨折和关节面的关系、细小的骨质改变，以及肿瘤的内部结构等，在平片的基础上增加 CT 检查。

（3）如拟诊为韧带肌腱撕裂、肌肉病变者，首选 MRI 检查。

（丁建平　张朝晖　郑玄中）

第4节　手部诸骨及关节

一、X 线检查

（一）手后前位

1. 摄片技术要点

（1）摄片体位：患者坐于摄影床旁，肘部屈曲约 90°，掌心向下手指平伸，第Ⅲ掌骨头置于投照野中心，各手指稍微分开。

（2）投照野：包全手和腕关节。

（3）中心线：对准第Ⅲ掌骨头垂直射入。

2. 图像质量要求

（1）显示所有指骨、掌骨及腕骨。各手指以适当间隔分离，第Ⅱ～Ⅴ掌、指骨呈正位，拇指显示为斜位。

（2）掌骨至指骨远端，骨纹理清晰可见，并能呈现出软组织层次（图4-4-1）。

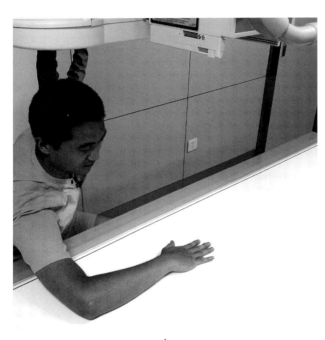 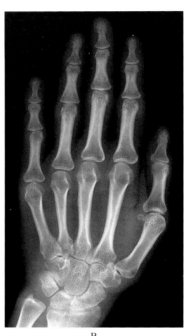

A B

图4-4-1 手后前位X线片

A. 摄片体位；B. 标准图像

（二）手侧位

1. 摄片技术要点

（1）摄片体位：患者坐于摄影床旁，肘部屈曲约90°，小指和第Ⅴ掌骨紧靠探测器，手掌与探测器垂直，拇指前伸，余手指平伸。

（2）投照野：包全手和腕关节。

（3）中心线：对准第Ⅱ掌骨头，垂直射入。

2. 图像质量要求

（1）显示所有指骨、掌骨及腕骨。第Ⅱ～Ⅴ掌、指骨互相重叠，呈侧位显示，拇指与其分离，呈正位显示。

（2）全部掌、指骨骨纹理清晰可见，并能呈现出软组织层次（图4-4-2）。

（三）手后前斜位（掌下斜位）

1. 摄片技术要点

（1）摄片体位：患者坐于摄影床旁，肘部屈曲约90°，将小指和第Ⅴ掌骨靠近探测器，掌心向下，手掌和床面约成45°，各手指均匀分开，第Ⅲ掌骨头置于投照野中心。

（2）投照野：包全手和腕关节。

（3）中心线：对准第Ⅲ掌骨头垂直射入。

2. 图像质量要求

（1）显示手部各骨的斜位影像。第Ⅱ、Ⅲ、Ⅳ掌骨互相分开，第Ⅳ和第Ⅴ掌骨可能稍有重叠。

（2）全部掌、指骨骨纹理清晰可见，并能呈现出软组织层次（图4-4-3）。

（四）手前后斜位（掌上斜位）

1. 摄片技术要点

（1）摄片体位：患者坐于摄影床旁，前臂伸直，将小指和第Ⅴ掌骨靠近探测器，掌心向上，

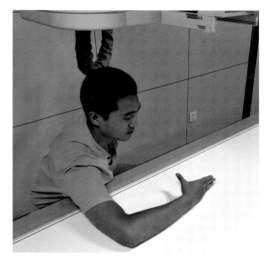

图4-4-2　手侧位X线摄片体位

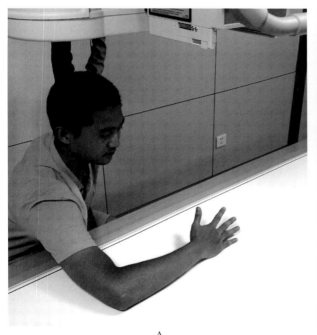

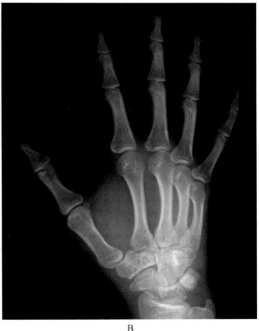

A　　　　　　　　　　　　　　　B

图4-4-3　手后前斜位X线片

A. 摄片体位；B. 标准图像

手掌和床面约成45°，各手指均匀分开，第Ⅲ掌骨头置于投照野中心。

（2）投照野：包全手和腕关节。

（3）中心线：对准第Ⅲ掌骨头，垂直射入。

2. 图像质量要求

（1）显示手部各骨的斜位影像。第Ⅱ、Ⅲ、Ⅳ掌骨互相分开，第Ⅱ和第Ⅲ掌骨稍有重叠。

（2）全部掌、指骨骨纹理清晰可见，并能呈现出软组织层次（图4-4-4）。

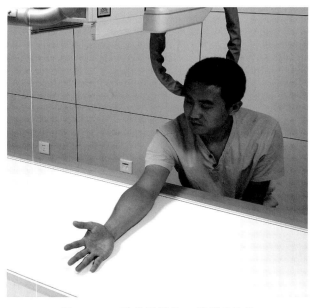

图 4-4-4 手前后斜位 X 线摄片体位

（五）拇指正位（前后位）

1. 摄片技术要点

（1）摄片体位：患者坐于摄影床旁，前臂伸直，手和前臂极度内旋，使拇指背面紧贴探测器，其余四指伸直，也可用对侧手将其扳住，避免与拇指重叠。

（2）投照野：包全被检拇指及部分第一掌骨。

（3）中心线：对准拇指的掌指关节，垂直射入。

2. 图像质量要求

（1）显示拇指指骨和第 I 掌指关节的前后位影像。

（2）拇指指骨、第 I 掌骨骨纹理清晰可见，并能呈现出软组织层次（图 4-4-5）。

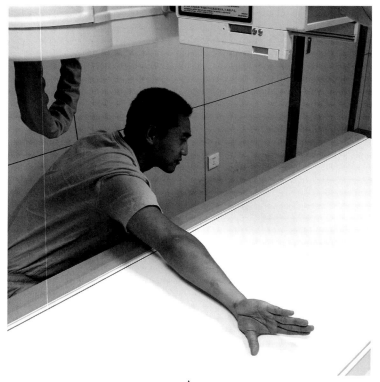

A

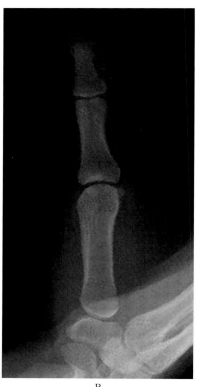

B

图 4-4-5 拇指正位前后位 X 线片

A. 摄片体位；B. 标准图像

（六）拇指正位（后前位）

1. 摄片技术要点

（1）摄片体位：患者坐于摄影床旁，肘部弯曲，手部弯曲呈侧位，小指和第Ⅴ掌骨紧靠探测器。拇指前伸，其下方放一塑料泡沫块或棉垫固定，使拇指稳定呈后前位。

（2）投照野：包全被检拇指及部分第一掌骨。

（3）中心线：对准拇指的掌指关节，垂直射入。

2. 图像质量要求

（1）显示拇指指骨、第Ⅰ掌骨、大多角骨及相关关节，指间关节和掌指关节应开放。

（2）拇指指骨、第Ⅰ掌骨骨纹理清晰可见，并能呈现出软组织层次（图4-4-6）。

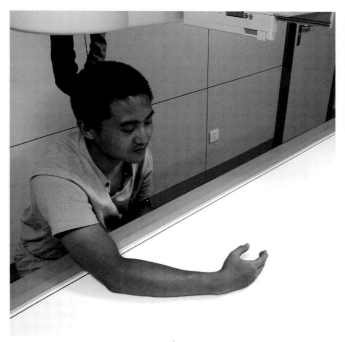
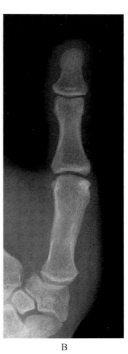

A   B

图 4-4-6　拇指正位后前位 X 线片

A. 摄片体位；B. 标准图像

（七）拇指侧位

1. 摄片技术要点

（1）摄片体位：患者坐于摄影床旁，前臂伸直，拇指外侧缘紧靠探测器。拇指背面与探测器垂直，其余四指握拳，可支持手指，防止抖动。

（2）投照野：包全被检拇指及部分第一掌骨。

（3）中心线：对准拇指的掌指关节，垂直射入。

2. 图像质量要求

（1）显示拇指指骨、第Ⅰ掌骨、大多角骨及相关关节，指间关节和掌指关节应开放。

（2）拇指指骨、第Ⅰ掌骨骨纹理清晰可见，并能呈现出软组织层次（图4-4-7）。

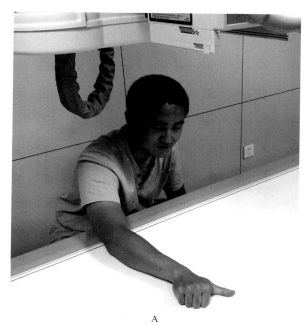
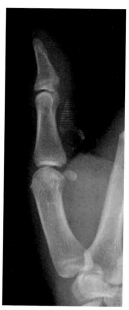

A
B

图 4-4-7　拇指侧位 X 线片

A. 摄片体位；B. 标准图像

（八）手指后前位（除拇指外）

1. 摄片技术要点

（1）摄片体位：患者坐于摄影床旁，肘部屈曲呈 90°，掌心向下，手指紧靠探测器，近侧指间关节放于探测器中心。

（2）投照野：包全手指及掌骨远端。

（3）中心线：对准目标指骨的近节指间关节，垂直射入。

2. 图像质量要求

（1）显示目标指骨、掌骨远端及近、远节指间关节、掌指关节。

（2）拇指指骨、第Ⅰ掌骨骨纹理清晰可见，并能呈现出软组织层次（图 4-4-8）。

（九）单指侧位（拇指除外）

1. 摄片技术要点

（1）摄片体位：患者坐于摄影床旁，前臂伸直，手内旋。

①示指：使示指和第Ⅱ掌骨桡侧紧靠探测器，示指伸直，其余四指握拳，以免重叠。

②中指、环指、小指：手和腕呈侧位，小指和第Ⅴ掌骨尺侧紧贴探测器，被检指伸直，其余四指握拳，以免重叠。可用木棒或棉垫顶住指尖，使被检指尽量伸直。

（2）投照野：包全被检指及部分掌骨。

（3）中心线：对被检指的近节指间关节，垂直射入。

2. 图像质量要求

（1）显示被检指指骨、掌骨远端及近、远节指间关节、掌指关节。

（2）被检指指骨、相应掌骨近端骨纹理清晰可见，并能呈现出软组织层次（图 4-4-9）。

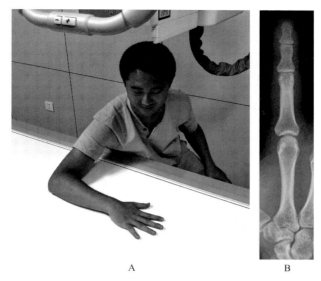

图 4-4-8　手指后前位 X 线片

A. 摄片体位；B. 标准图像

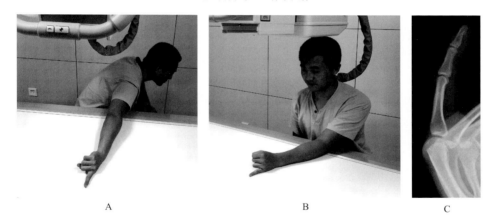

图 4-4-9　单指侧位 X 线片

A. 摄片体位（示指）；B. 摄片体位（其他）；C. 标准图像

二、CT 检查

（一）手部 CT 平扫

1. 检查技术要点

（1）扫描体位：俯卧位，手举过头，手指平伸放在检查床的正中位置。

（2）非螺旋扫描模式：

1）扫描范围：包括第Ⅰ～Ⅴ掌骨及拇、示、中、环、小指全部指骨。

2）扫描角度：横轴面扫描。

3）层厚：≤3mm。

（3）螺旋扫描模式：

1）扫描范围：包括第Ⅰ～Ⅴ掌骨及拇、示、中、环、小指全部指骨。

2）重建算法：选用标准算法重建图像，通过软组织窗和骨窗分别观察软组织和骨结构。推荐使用软组织算法和骨算法观察上述结构。

3）重组方法：常规采用横轴面、矢状面和冠状面重组图像，层厚≤3mm。必要时补充曲面、容积再现等三维图像。重建平面必须以目标掌骨或指骨的解剖标准面为基准。横轴面垂直于目标掌骨或指骨长轴。矢状面平行于目标掌骨或指骨正中矢状面。冠状面平行于目标掌骨或指骨正中冠状面。

2. 图像质量要求

（1）清楚显示各掌骨、指骨骨质结构、软组织和各腕掌关节、掌指关节、指间关节。

（2）照片须包括软组织窗和骨窗两种图像，并包含定位像及定位线（图4-4-10～图4-4-12）。

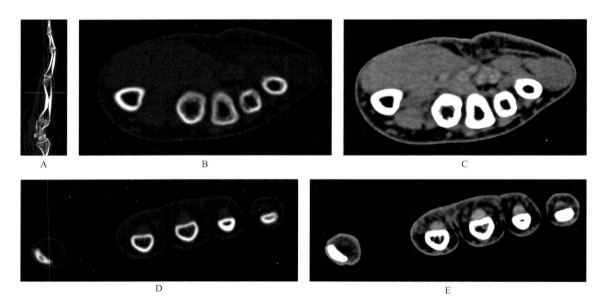

图4-4-10　手部CT平扫横断面

A. 定位相；B. 掌骨层面骨窗；C. 掌骨层面软组织窗；D. 近节指骨层面骨窗；E. 近节指骨层面软组织窗

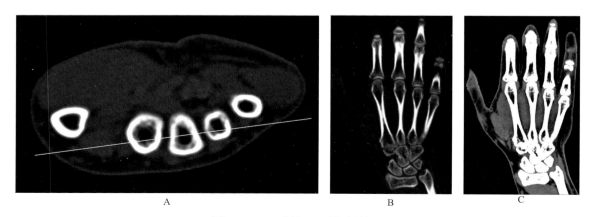

图4-4-11　手部CT平扫冠状面

A. 定位相；B. 骨窗；C. 软组织窗

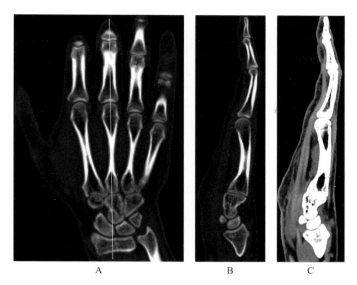

图 4-4-12　手部 CT 平扫矢状面

A. 定位相；B. 骨窗；C. 软组织窗

（二）手部 CT 增强扫描

（1）首先进行手部 CT 平扫，然后再进行增强扫描。

（2）推荐行动脉晚期扫描，必要时行动脉晚期和静脉期双期扫描。

（3）检查技术要点和图像质量要求同手部 CT 平扫。

（4）图像质量要求：动脉晚期图像要求扫描层面动脉明显强化；静脉期要求静脉内对比剂填充。余同手部 CT 平扫（图 4-4-13）。

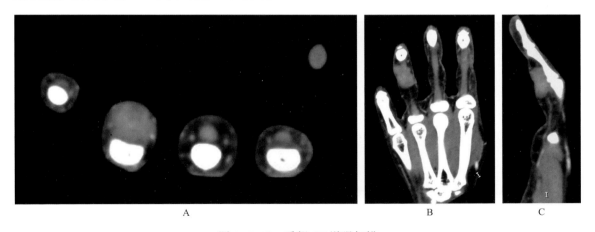

图 4-4-13　手部 CT 增强扫描

A. 横断面软组织窗；B. 冠状面软组织窗；C. 矢状面软组织窗

三、MRI 检查

（一）单手病变局部 MRI 平扫

1. 检查技术要点

（1）线圈和体位：推荐使用专业多通道相控阵小号表面柔软线圈。推荐俯卧位，被检手举过头，手指平伸并尽量置于磁场正中；也可令患者仰卧位，被检手臂伸直，将手置于体侧或侧卧位，肘关节屈曲，将手置于头侧。

（2）成像范围：上界为指尖，下界为腕掌关节。

（3）检查序列与要求

1）基本检查序列

① 横轴面：T_1WI、脂肪抑制 PD/T_2WI；垂直于目标掌骨、指骨长轴，选择病变部位局部进行扫描。根据不同病变，层厚 1～3mm。

② 矢状面：T_1WI、脂肪抑制 PD/T_2WI；平行于目标掌骨或指骨正中矢状面。根据不同病变，层厚 1～3mm。

③ 冠状面：T_1WI、脂肪抑制 PD/T_2WI；平行于目标掌骨或指骨正中冠状面。根据不同病变，层厚 1～3mm。

2）辅助检查序列：怀疑患者拇指损伤时，应进行损伤部位轴位，斜矢状位和斜冠状位扫描。

2. 图像质量要求

（1）掌骨、指骨、关节软骨及关节、韧带等显示良好。

（2）无明显伪影或不影响结构观察（图 4-4-14～图 4-4-16）。

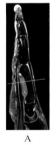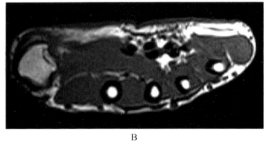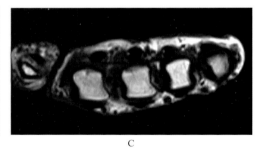

A　　　　　　　　　　B　　　　　　　　　　C

图 4-4-14　单手病变局部 MRI 扫描横断面

A. 定位相；B. 掌骨 T_1WI；C. 近节指骨 T_1WI

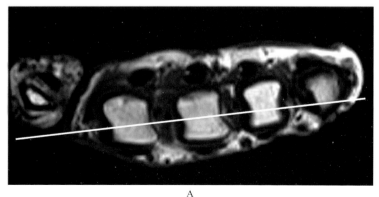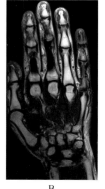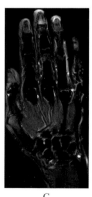

A　　　　　　　　　　　　　　　　　　　B　　　　　　　C

图 4-4-15　单手病变局部 MRI 扫描冠状面

A. 定位相；B. T_1WI；C. 脂肪抑制 PDWI

（二）双手 MRI 平扫

1. 检查技术要点

（1）线圈和体位：患者俯卧位，推荐使用头线圈。双手过头，手指平伸置于线圈中央。双手尽量保持在同一水平面。

（2）成像范围：上界为指尖，下界为腕掌关节。

（3）检查序列与要求

1）基本检查序列

① 横断面：T_1WI、脂肪抑制 PDWI/T_2WI。层厚≤4mm。

② 冠状面：T_1WI、STIR 序列脂肪抑制 PDWI/T_2WI；平行于双手冠状面。层厚≤3mm。

2）辅助检查序列：矢状面扫描。

2. 图像质量要求

（1）双手掌骨、指骨、关节软骨及关节、韧带等显示良好。

（2）无明显伪影或不影响结构观察（图 4-4-17、图 4-4-18）。

（三）手部 MRI 增强扫描

1. 检查技术要点

（1）增强前须先做一个方位的平扫 T_1WI、脂肪抑制 PD/T_2WI。

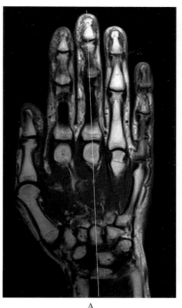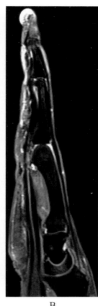

图 4-4-16 单手病变局部 MRI 扫描矢状面
A. 定位相；B. 脂肪抑制 PDWI

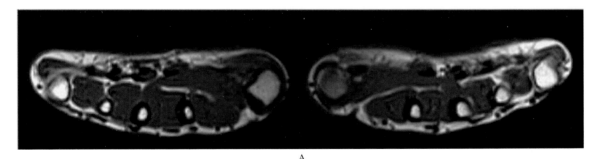

A

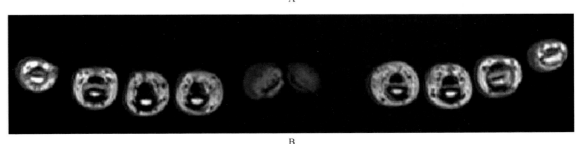

B

图 4-4-17 双手 MRI 平扫横断面
A. 掌骨层面 T_1WI；B. 近节指骨层面 T_1WI

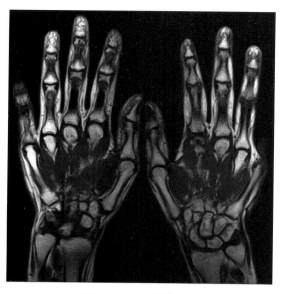

图 4-4-18　双手 MRI
平扫冠状面 T_1WI

（2）注射对比剂后进行横轴面、矢状面、冠状位脂肪抑制 T_1WI 序列扫描，范围同手部 MRI 平扫，至少有一个序列须与平扫 T_1WI 参数相近。

2. 图像质量要求

扫描区域血管内可见明显对比剂充盈。余同手部 MRI 平扫（图 4-4-19）。

四、影像检查方法选择

（1）手外伤和中、重度关节炎等病变首选 X 线检查。

（2）CT 可以进行多方位重建，没有影像重叠，用于细微骨折及骨折对位关系的精细观察。

（3）MRI 对于手部肌腱、韧带等软组织病

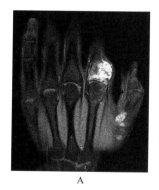
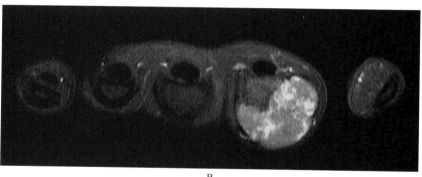

A | B

图 4-4-19　手部 MRI 增强扫描
A. 横断面脂肪抑制 T_1WI+C；B. 冠位脂肪抑制 T_1WI

变可以清晰显示，同时可以早期显示滑膜、骨髓的信号改变。

1）单个关节肌腱韧带损伤，应采用单关节局部 MRI 扫描。

2）手部骨与软组织肿瘤，采用病灶局部 MRI 平扫及增强检查。

3）免疫与代谢软骨病，采用双手同时行 MRI 检查，必要时采用单手扫描。

（白荣杰　丁晓毅　王德杭　张朝晖　郑玄中）
本章图片提供：陈宁、田帅、于爱红、赵宇晴

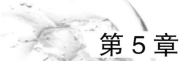

第5章

下 肢 关 节

第1节 髋 关 节

一、X 线 检 查

（一）双髋关节正位

1. 摄片技术要点

（1）摄片体位：患者仰卧于摄影床上，双下肢伸直且内旋 15°，使双侧拇趾相互接触。

（2）投照野：左右根据皮肤外侧缘调整，上界包括髂前上棘，下界包括股骨小转子。

（3）中心线：对准双侧股骨头（相当于髂前上棘与耻骨联合上缘连线中垂线向下 2.5cm）连线中点垂直入射。

2. 图像质量要求

图像应包括髋关节、股骨近端 1/3、耻坐骨及部分髂骨翼。股骨颈显示充分，位于图像上下界中间，大转子内缘与股骨颈重叠 1/2（图 5-1-1）。

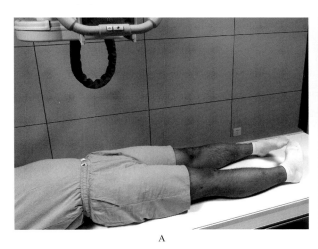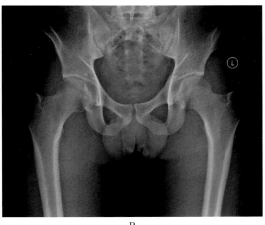

A   B

图 5-1-1 双髋关节正位 X 线片

A. 摄片体位；B. 标准图像

（二）双髋关节侧位（蛙式位）

1. 摄片技术要点

（1）摄片体位：患者仰卧于摄影床上。髋和膝部弯曲，双膝屈曲约 90°，双足底并拢，双股骨外展，与床面呈 30°。

（2）投照野：左右界根据皮肤外缘调整，上界包括髂前上棘，下界包括股骨小转子。

（3）中心线：对准双侧髂前上棘连线中点下 7.5cm，垂直射入。

2. 图像质量要求

股骨头、股骨颈、髋臼大转子、小转子及软组织影像显示良好（图 5-1-2）。

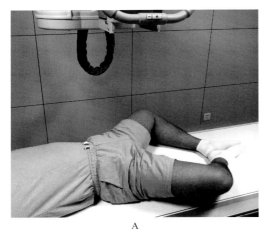
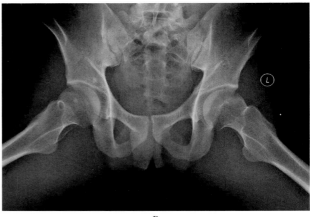

A

B

图 5-1-2　双髋关节侧位 X 线片

A. 摄片体位；B. 标准图像

二、CT 检查

（一）髋关节 CT 平扫

1. 检查技术要求

（1）非螺旋扫描模式

1）扫描范围：从髂前上棘至股骨中上 1/3 交界。

2）扫描角度：垂直身体长轴横断面扫描。

3）层厚：≤5mm。

（2）螺旋扫描模式

1）扫描范围：从髂前上棘至股骨中上 1/3 交界。

2）重建算法：选用标准算法重建图像，通过软组织窗和骨窗分别观察软组织和骨结构。推荐使用软组织算法和骨算法观察上述结构。

3）重组方法：常规采用横断面和冠状面重组图像。必要时补充矢状面、容积再现等三维重组图像。横轴面图像应平行于双侧股骨头连线，左右对称，层厚≤5mm。冠状面图像平行于股骨解剖冠状面，层厚≤3mm。

2. 图像质量要求

（1）图像应清楚显示双侧髋臼、股骨头、股骨颈、大转子、小转子及软组织。

（2）照片须包括软组织窗和骨窗，尚须包含定位像及定位线（图 5-1-3、图 5-1-4）。

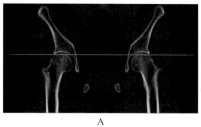 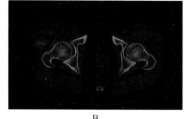 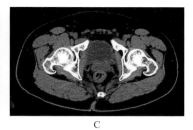

A　　　　　　　　　　　　B　　　　　　　　　　　　C

图 5-1-3　髋关节 CT 平扫横断面

A. 定位像；B. 骨窗；C. 软组织窗

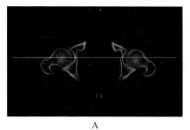 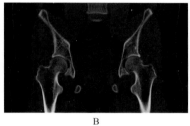 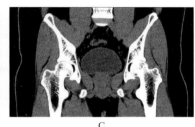

A　　　　　　　　　　　　B　　　　　　　　　　　　C

图 5-1-4　髋关节 CT 平扫冠状位

A. 定位像；B. 骨窗；C. 软组织窗

（二）髋关节 CT 增强扫描

（1）增强扫描前须有髋关节 CT 平扫。

（2）推荐行动脉晚期扫描，必要时行动脉晚期和静脉期双期扫描。

（3）检查技术要点同髋关节 CT 平扫。

（4）图像质量要求：动脉晚期图像动脉及其主要分支明显强化，动脉 CT 值≥200HU；静脉期静脉内对比剂填充。余同髋关节 CT 平扫（图 5-1-5）。

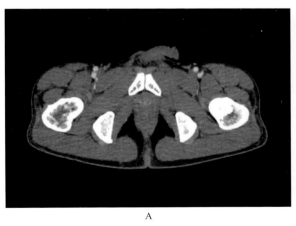 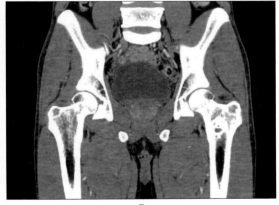

A　　　　　　　　　　　　　　　　　　　　　B

图 5-1-5　髋关节 CT 增强扫描

A. 横断面软组织窗；B. 冠状面软组织窗

三、MRI 检查

（一）双髋关节 MRI 平扫

1．检查技术要点

（1）线圈：推荐使用多通道相控阵体部线圈。

（2）成像范围：上界为髂前上棘，下界为股骨小粗隆下方。

（3）检查序列与要求

1）基本检查序列：冠状面 T_1WI、脂肪抑制 PD/T_2WI，平行于双侧股骨头连线，包全髋臼前、后缘，层厚≤3mm，层间距≤1mm。横断面 T_1WI、脂肪抑制 PD/T_2WI，层厚≤5mm，层间距≤1mm。肿瘤性病变，层厚及层间距视病变大小而定。

2）辅助检查序列：怀疑股骨头缺血坏死，应进行 T_1WI 斜矢状面扫描，扫描线平行于冠状面股骨颈长轴；怀疑肿瘤，则加扫横断面 T_2WI。

2．图像质量要求

（1）双侧髋关节及周边软组织结构显示良好。

（2）无明显伪影或不影响结构观察（图 5-1-6、图 5-1-7）。

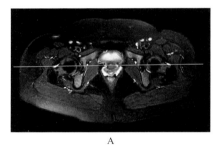
A

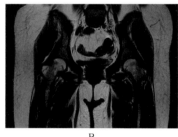
B

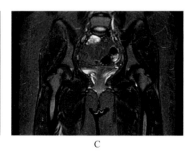
C

图 5-1-6　双髋关节 MRI 平扫冠状面

A. 定位像；B. T_1WI；C. 脂肪抑制 T_2WI

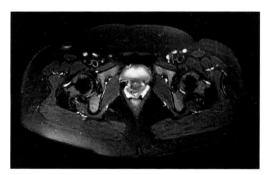

图 5-1-7　双髋关节 MRI 平扫横断面
脂肪抑制 T_2WI

（二）单髋关节 MRI 平扫

1．检查技术要点

（1）线圈：推荐使用多通道相控阵表面柔软线圈。

（2）成像范围：上界为髂骨翼中部，下界为股骨小粗隆下方。

（3）检查序列与要求

1）基本检查序列：横轴面、斜冠状面、斜矢状面脂肪抑制 PDWI；T_1WI 斜冠状面。斜冠状面根据横轴面定位，垂直于髋臼前后缘连线。斜矢状面根据斜冠状面定位，平行于股骨颈长轴。层厚≤3mm，层间距≤1mm。

2）辅助检查序列：3D 序列。

2. 图像质量要求

（1）股骨头、颈部骨质、髋臼、髋臼盂唇、关节软骨及周围软组织显示清晰。

（2）无明显伪影或不影响结构观察（图5-1-8～图5-1-10）。

（三）双髋关节 MRI 增强扫描

1. 检查技术要点

（1）增强扫描前须至少有一个方位的 T_1WI 脂肪抑制图像。

（2）注射对比剂后进行横断面、冠状面脂肪抑制 T_1WI 扫描，保证至少有一个序列与平扫 T_1WI 方位相同、参数相当。

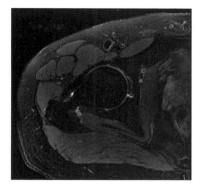

图 5-1-8 单髋关节 MRI 平扫横断面脂肪抑制 PDWI

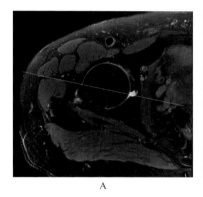 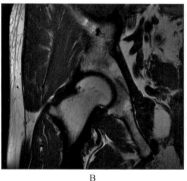 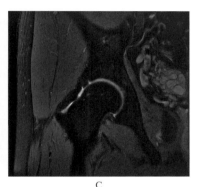

| A | B | C |

图 5-1-9 单髋关节 MRI 平扫斜冠状面

A. 定位像；B. T_1WI；C. 脂肪抑制 PDWI

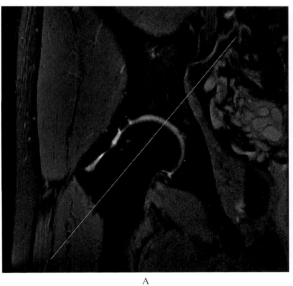 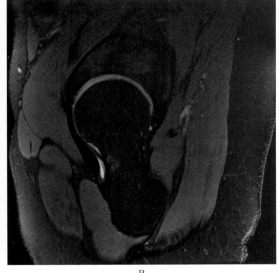

| A | B |

图 5-1-10 单髋关节 MRI 平扫斜矢位

A. 定位像；B. 脂肪抑制 PDWI

（3）辅助检查序列：3D 脂肪抑制快速序列。

（4）脂肪抑制 T_1WI 高信号病灶建议使用减影技术。

2. 图像质量要求

扫描区域血管内可见明显对比剂充盈。余同双髋关节 MRI 平扫（图 5-1-11）。

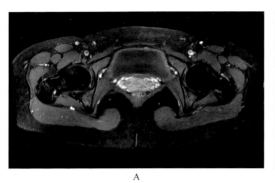 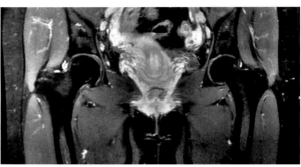

A B

图 5-1-11　双髋关节 MRI 增强扫描

A. 横断面脂肪抑制 T_1WI+C；B. 冠状面脂肪抑制 T_1WI+C

四、影像学检查方法选择

（1）观察髋关节形态及骨质情况，X 线检查是基本的检查方法。

（2）观察细微的骨质情况，首选 CT 检查。

（3）观察骨髓、关节软骨、髋臼盂唇及软组织情况，首选 MRI 检查。

（程晓光　丁建平　黄仲奎）

第2节　膝　关　节

一、X 线检查

（一）膝关节正位

1. 摄片技术要点

（1）摄片体位：患者仰卧或坐于摄影床上，下肢伸直，足呈中立位。髌骨下缘置于投照野中心，小腿长轴与图像接收板长轴平行。

（2）投照野：包括股骨下 1/3 和胫骨上 1/3。

（3）中心线：对准髌骨下缘 1cm 处，垂直入射。

2. 图像质量要求

图像包括股骨远端、膝关节间隙和胫腓骨近端。膝关节间隙位于图像中心，腓骨头与胫骨轻度重叠，软组织层次清楚（图 5-2-1）。

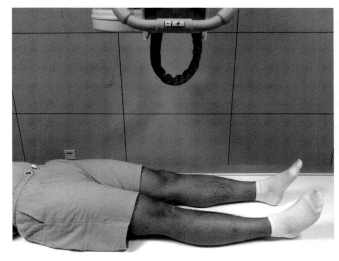 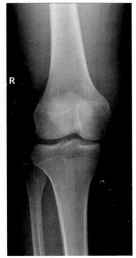

A   B

图 5-2-1　膝关节正位 X 线片

A. 摄片体位；B. 标准图像

（二）膝关节侧位

1. 摄片技术要点

（1）摄片体位：患者侧卧于摄影床上，被检侧紧靠床面。对侧下肢伸向前上方，患侧屈膝 20°～35°，外侧靠近探测器。髌骨下缘置于投照野中心。踝部用垫子垫高，使髌骨与床面垂直，股骨内外髁相互重叠。

（2）投照野：膝关节位于投照野中心，前缘超出皮肤 1cm，尽可能包括更多的股骨和胫腓骨部分。

（3）中心线：对准胫骨上端，垂直射入。

2. 图像质量要求

图像包括股骨远端、膝关节间隙和胫腓骨近端。膝关节间隙位于图像中心，股骨内外髁重叠良好。髌骨呈侧位显示，髌骨与股骨间隙显示清楚，关节面无双边。股骨髁与胫骨平台关节面重叠极小。软组织显示清楚（图 5-2-2）。

（三）髌骨轴位

1. 摄片技术要点

（1）摄片体位

1）推荐采用可移动的图像接收板，坐位，将图像接收板抱于胸前，膝关节屈曲，使胫骨和股骨延长线的夹角分别为 30°、60° 及 90°。

2）在没有可移动的图像接收板时，可使患者俯卧于摄影床上，股骨长轴与床面长轴平行，小腿屈曲，胫骨与床面夹角分别为 30°、60° 及 90°；髌骨位于图像接收板下 1/3 处。

（2）投照野：仅包括髌骨和股骨内外髁前部。

（3）中心线：管球从足侧向头侧倾斜，从髌骨下缘一指处穿过髌股关节间隙射入。采用可移动的图像接收板时，调整接收板角度，使其尽可能垂直于射线。

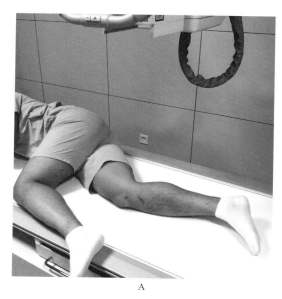
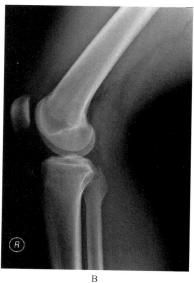

图 5-2-2　膝关节侧位 X 线片

A. 摄片体位；B. 标准图像

2. 图像质量要求

此位置显示髌股关节轴位影像。髌骨呈三角形，髁间窝位于图像中心。髌骨无双边，上下缘重合，髌股关节间隙呈倒"人"字形，显示清晰（图 5-2-3）。

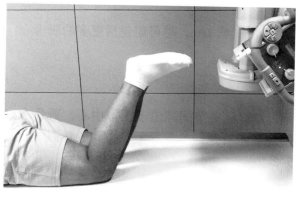
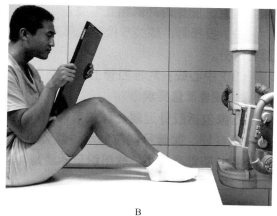

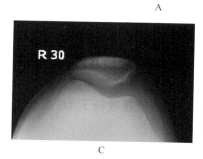
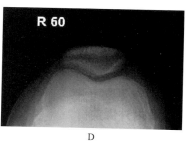
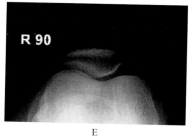

图 5-2-3　髌骨轴位 X 线片

A. 摄片体位（俯卧位）；B. 摄片体位（坐位）；C. 标准图像（30°）；D. 标准图像（60°）；E. 标准图像（90°）

二、CT 检查

（一）膝关节 CT 平扫

1. 检查技术要求

（1）非螺旋扫描模式

1）扫描范围：从股骨下段至胫腓骨上段。

2）扫描角度：垂直身体长轴，横断面扫描。

3）层厚：≤5mm。

（2）螺旋扫描模式

1）扫描范围：从股骨下段至胫腓骨上段。

2）重建算法：选用标准算法重建图像，通过软组织窗和骨窗分别观察软组织和骨结构。推荐使用软组织算法和骨算法观察上述结构。

3）重组方法：常规采用横断面、矢状面、冠状面重组图像，必要时补充曲面、容积再现等三维图像。横断面平行于胫骨平台所在平面，层厚≤3～5mm。矢状面平行于股骨干正中矢状面，层厚≤3mm。冠状面平行于股骨干正中冠状面，层厚≤3mm。

2. 图像质量要求

（1）清楚显示股骨内、外髁、胫骨平台、腓骨头、髌骨及软组织。

（2）照片须包括骨窗及软组织窗，应包括定位像及定位线（图 5-2-4～图 5-2-6）。

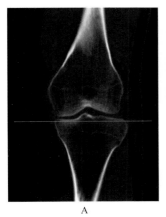
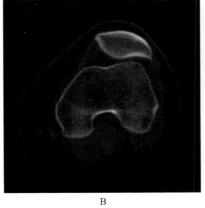
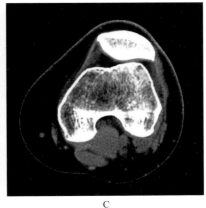

A   B   C

图 5-2-4 膝关节 CT 平扫横断面

A. 定位像；B. 骨窗；C. 软组织窗

（二）膝关节 CT 增强扫描

（1）增强扫描前须有膝关节 CT 平扫。

（2）推荐行动脉晚期扫描，必要时行动脉晚期和静脉期双期扫描。

（3）检查技术要点同膝关节 CT 平扫。

（4）图像质量要求：动脉晚期图像要求扫及层面动脉及其主要分支明显强化；静脉期要求静脉内对比剂填充。余同膝关节 CT 平扫（图 5-2-7）。

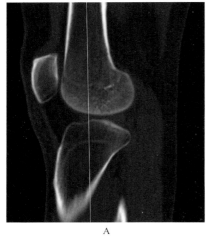
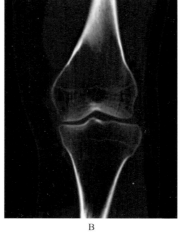
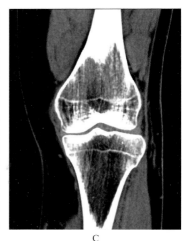

A   B   C

图 5-2-5　膝关节 CT 平扫冠状面

A. 定位像；B. 骨窗；C. 软组织窗

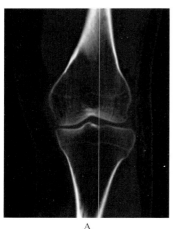
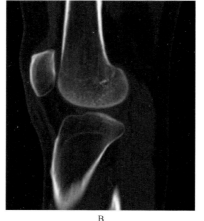
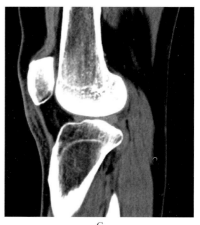

A   B   C

图 5-2-6　膝关节 CT 平扫矢状面

A. 定位像；B. 骨窗；C. 软组织窗

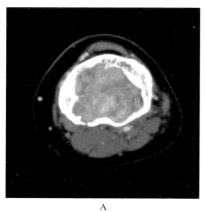
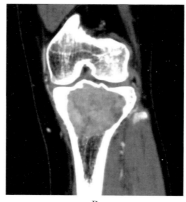
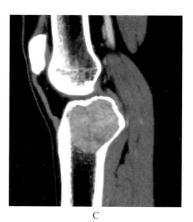

A   B   C

图 5-2-7　膝关节 CT 增强扫描

A. 横断面软组织窗；B. 冠状面软组织窗；C. 矢状面软组织窗

三、MRI 检查

（一）膝关节 MRI 平扫

1. 检查技术要点

（1）线圈：膝关节专用线圈或表面柔软线圈。

（2）成像范围：自髌骨上缘髌上囊至胫骨结节下缘。

1）冠状面：自髌骨前缘开始向后包括部分膝关节后方软组织。

2）矢状面：以髌骨下缘为中心，上缘包括髌上囊，侧方包全内外侧副韧带。

3）横断面：自髌骨上缘髌上囊至胫骨结节下缘。

（3）检查序列与要求

1）基本检查方位和序列

① 运动创伤：横断面、矢状面、冠状面脂肪抑制 PD/T_2WI，矢状面 T_1WI。矢状面垂直于横断位股骨内外侧髁后缘的连线；冠状面平行于横断位股骨内外侧髁后缘的连线；横断位平行冠状面的半月板；层厚≤3～4mm。

② 肿瘤病变：根据病变具体情况，选择横断面、冠状面、矢状面行 T_1WI、T_2WI、脂肪抑制 T_2WI 扫描，至少有一个平面包含上述全部三个序列。扫描平面以膝关节解剖层面为基准。层厚、层间距视病变大小而定。

2）辅助检查序列：GRE 序列。

2. 图像质量要求

（1）半月板、前、后交叉韧带及内、外侧副韧带、关节软骨等显示良好。

（2）无明显伪影或不影响结构观察（图 5-2-8～图 5-2-10）。

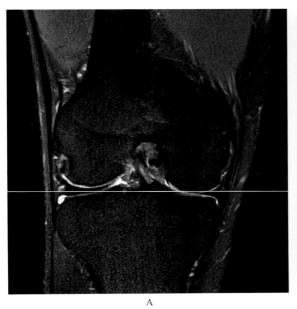
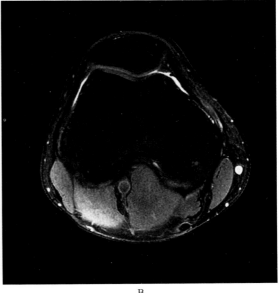

A   B

图 5-2-8 膝关节 MRI 平扫横断面

A. 定位像；B. 脂肪抑制 PDWI

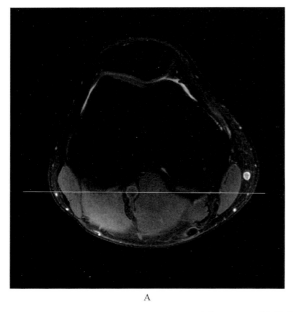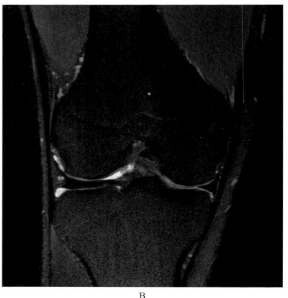

A
B

图 5-2-9   膝关节 MRI 平扫冠状面

A. 定位像；B. 脂肪抑制 PDWI

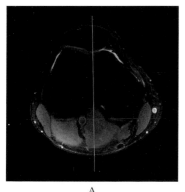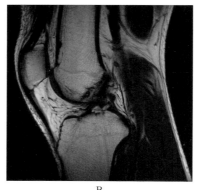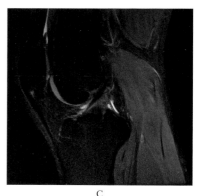

A
B
C

图 5-2-10   膝关节 MRI 平扫矢状面

A. 定位像；B. T_1WI；C. 脂肪抑制 PDWI

（二）膝关节 MRI 增强扫描

1. 检查技术要点

（1）增强扫描前须至少有一个方位的 T_1WI 脂肪抑制图像。

（2）注射对比剂后进行横断面、冠状面脂肪抑制 T_1WI 扫描，保证至少有一个序列与平扫 T_1WI 方位相同、参数相当。

（3）辅助检查序列：3D 脂肪抑制快速序列。

（4）脂肪抑制 T_1WI 高信号病灶建议使用减影技术。

2. 图像质量要求

扫描区域血管内可见明显对比剂充盈。余同膝关节 MRI 平扫（图 5-2-11）。

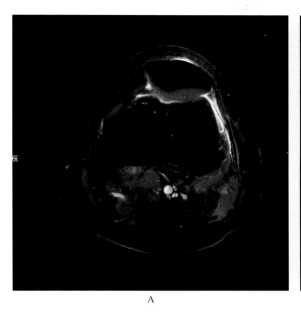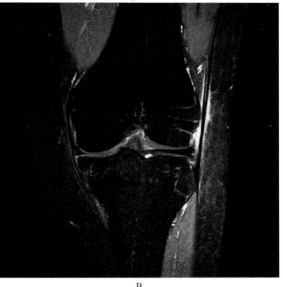

A   B

图 5-2-11   膝关节 MRI 增强扫描

A. 横断面脂肪抑制 T_1WI+C；B. 冠状面脂肪抑制 T_1WI+C

四、影像学检查方法选择

（1）观察膝关节形态及骨质情况，X 线检查是基本的检查方法。

（2）观察细微的骨质情况，首选 CT 检查。

（3）观察骨髓、关节软骨及软组织（半月板、韧带、肌腱及肌肉）情况，首选 MRI 检查。

（陈建宇　程晓光　梁碧玲）

第 3 节　踝　关　节

一、X 线检查

（一）踝关节正位

1. 摄片技术要点

（1）摄片体位：患者取仰卧或坐位，小腿紧贴检查床，足稍内旋、跖屈。

（2）投照野：包括踝关节及下段胫腓骨，尽可能选用小照射野。

（3）中心线：对准内、外踝连线中点上方 1cm 处，垂直射入。

2. 图像质量要求

（1）踝关节呈 H 字形显示于影像正中，踝关节位于图像中心，关节面呈切线位，关节间隙清晰。

（2）踝关节诸骨小梁清晰锐利，周围软组织层次分明，对比度良好（图 5-3-1）。

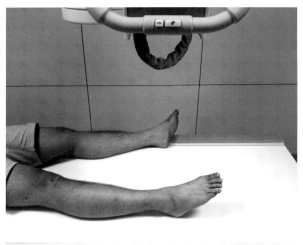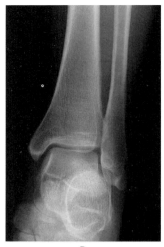

A

B

图 5-3-1 踝关节正位 X 线片

A. 摄片体位；B. 标准图像

（二）踝关节侧位

1. 摄片技术要点

（1）摄片体位：患者取侧卧，被检侧膝关节稍屈曲，外踝紧贴床面，跟骨平放，小腿长轴平行于图像接收板长轴。

（2）投照野：包括踝关节、跟骨及下段胫腓骨，尽可能选用小照射野。

（3）中心线：对准内踝上方 1cm 处，垂直射入。

2. 图像质量要求

图像应显示内外踝重叠的踝关节侧位影像。距骨滑车面内外缘重合良好，外踝重叠于胫骨正中偏后，踝关节诸骨小梁与周围软组织清晰可见（图 5-3-2）。

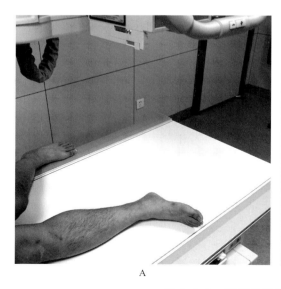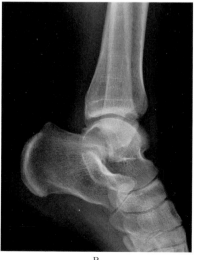

A

B

图 5-3-2 踝关节侧位 X 线片

A. 摄片体位；B. 标准图像

二、CT 检查

（一）踝关节 CT 平扫

1. 检查技术要点

（1）非螺旋扫描模式

1）扫描范围：从胫骨的下 1/4 至足底。

2）扫描角度：平行于胫距关节面，对于跖屈过大的受检者，确保扫描面与距骨横断面平行。

3）层厚：≤5mm。

（2）螺旋扫描模式

1）扫描范围：胫骨下 1/4 至足底。

2）重建算法：选用标准算法重建图像，通过软组织窗和骨窗分别观察软组织和骨结构。推荐使用软组织算法和骨算法观察上述结构。

3）重组方法：常规采用横断面、冠状面和矢状面重组图像，必要时补充容积再现等三维图像。横断面重组图像平行于胫距关节水平面，层厚≤5mm。矢状面平行于踝关节解剖矢状面，层厚≤3mm。冠状面平行于踝关节解剖冠状面，层厚≤3mm。

2. 图像质量要求

（1）清楚显示踝关节诸骨骨质结构和软组织。

（2）须包括软组织窗和骨窗两种图像，尚须包含定位像及定位线（图 5-3-3～图 5-3-5）。

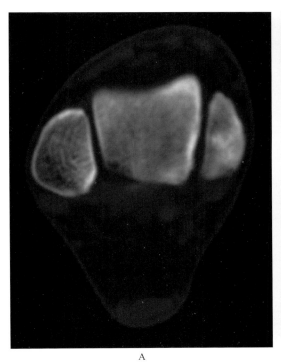
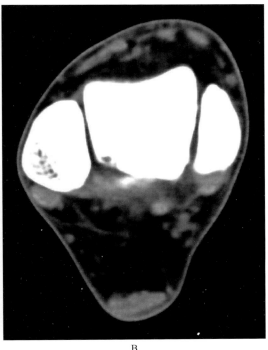

A

B

图 5-3-3　踝关节 CT 平扫横断面

A. 骨窗；B. 软组织窗

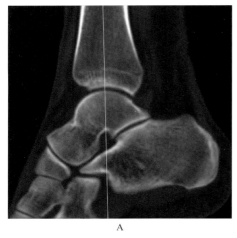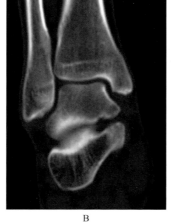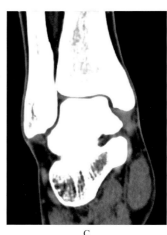

图 5-3-4　踝关节 CT 平扫冠状面

A. 定位像；B. 骨窗；C. 软组织窗

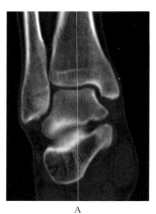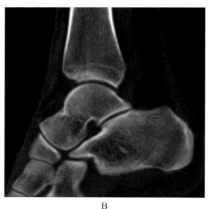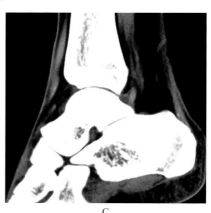

图 5-3-5　踝关节 CT 平扫矢状面

A. 定位像；B. 骨窗；C. 软组织窗

（二）踝关节 CT 增强扫描

1. 检查技术要点

（1）增强扫描前须有踝关节 CT 平扫。

（2）推荐行动脉晚期扫描，必要时行动脉晚期和静脉期双期扫描。

（3）检查技术要点同踝关节 CT 平扫。

2. 图像质量要求

动脉晚期图像要求扫及层面动脉明显强化；静脉期要求静脉内对比剂填充。余同踝关节 CT 平扫（图 5-3-6）。

三、MRI 检查

（一）踝关节 MRI 平扫

1. 检查技术要点

（1）线圈：推荐使用踝关节专用线圈或表面柔软线圈。

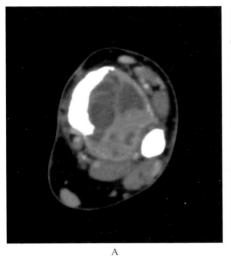
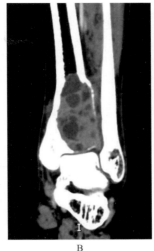
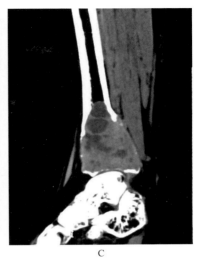

A   B   C

图 5-3-6 踝关节 CT 增强扫描

A. 横断面软组织窗；B. 冠状面软组织窗；C. 矢状面软组织窗

（2）成像范围：上界为下胫腓关节，下界包全足底。

（3）检查序列与要求

1）基本检查序列

① 横断面：脂肪抑制 PD/T_2WI；平行于胫骨下缘关节面。层厚≤3mm，层间距≤1mm。

② 冠状面：T_1WI、脂肪抑制 PD/T_2WI；平行于胫骨正中冠状面。层厚≤3mm，层间距≤1mm。

③ 矢状面：脂肪抑制 PD/T_2WI；平行于胫骨正中矢状面。层厚≤3mm，层间距≤1mm。

2）辅助检查序列：横断面 T_2WI，3D 序列、GRE 序列。

2. 图像质量要求

（1）胫腓骨下段、跟骨和距骨等扫及骨质显示良好，踝关节软骨、韧带、肌腱及周围软组织显示良好。

（2）无明显伪影或不影响结构观察（图 5-3-7～图 5-3-9）。

（二）踝关节 MRI 增强扫描

1. 检查技术要点

（1）增强前须至少有一方位的 T_1WI 脂肪抑制图像。

（2）增强后横轴面、矢状面、冠状面脂肪抑制 T_1WI，保证至少有一个序列与平扫 T_1WI 方位相同、参数相当。辅助检查序列：3D 脂肪抑制快速序列。

（3）脂肪抑制 T_1WI 高信号病灶建议使用减影技术。

2. 图像质量要求

扫描区域血管内可见明显对比剂充盈。余同踝关节 MRI 平扫。

四、影像学检查方法选择

（1）踝关节外伤选择 X 线平片和（或）CT 检查。

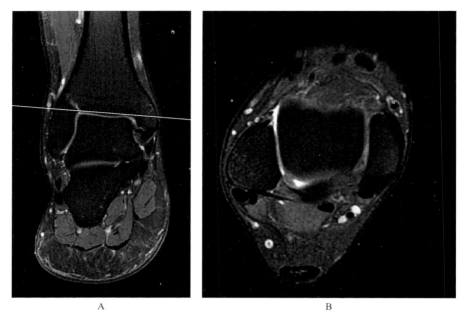

A

B

图 5-3-7 踝关节 MRI 平扫横断面

A. 定位像；B. 脂肪抑制 PDWI

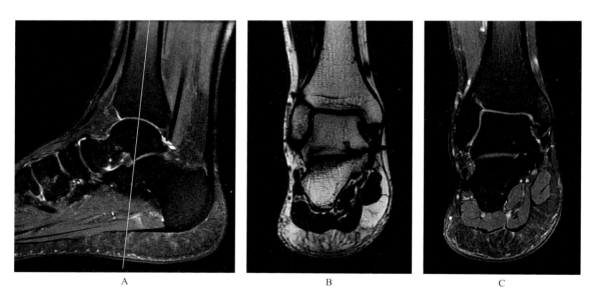

A

B

C

图 5-3-8 踝关节 MRI 平扫冠状面

A. 定位像；B. T₁WI；C. 脂肪抑制 PDWI

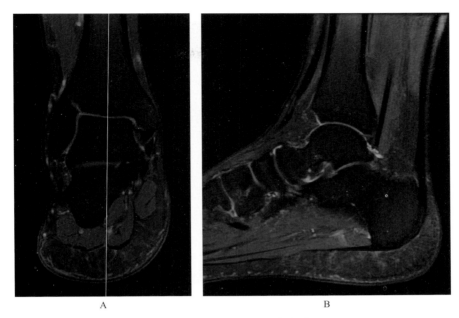

图 5-3-9 踝关节 MRI 平扫矢状面

A. 定位像；B. 脂肪抑制 PDWI

（2）踝关节运动性损伤，包括软骨、韧带和肌腱损伤等，建议首选 MRI 检查。

（3）踝关节感染或占位性病变建议选择 CT 和 MRI 联合检查，并建议增强扫描。

（陈 爽 陈建宇 梁碧玲）

本章图片提供：陈慧莹、于爱红、赵宇晴

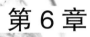

第6章
下肢骨骼与软组织

第1节 骨 盆

一、X 线检查

骨盆正位

1. 摄片技术要点

（1）摄片体位：患者仰卧于检查床上，骨盆避免倾斜及旋转。

（2）投照野：覆盖所有骨盆构成骨，自髂嵴至坐骨结节下方。

（3）中心线：通过两髂前上棘连线的中点下方 3cm 处，垂直射入。

2. 图像质量要求

图像应显示所有骨盆构成骨及周围软组织，包括两侧骶髂关节及髋关节（图 6-1-1）。

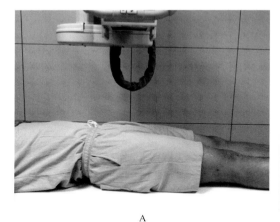
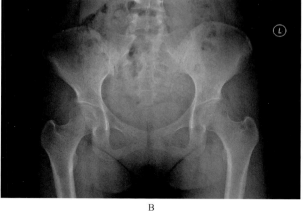

A   B

图 6-1-1 骨盆正位 X 线片

A. 摄片体位；B. 标准图像

二、CT 检查

（一）骨盆 CT 平扫

1. 检查技术要点

（1）非螺旋扫描模式

1）扫描范围：自髂嵴上缘至坐骨结节下方。

2）扫描角度：平行于骨盆横断面。

3）扫描层厚：≤5.0mm。

（2）螺旋扫描模式

1）扫描范围：自髂嵴上缘至坐骨结节下方。

2）重建算法：选用标准算法重建图像，通过软组织窗和骨窗分别观察软组织和骨结构。推荐使用软组织算法和骨算法观察上述结构。

3）重组方法：常规采用横断面、冠状面重组图像，层厚≤5mm。必要时补充矢状面、容积再现等三维图像。

2. 图像质量要求

（1）清楚显示骨盆诸骨骨质结构和周围软组织。

（2）须包括软组织窗和骨窗两种图像，尚须包含定位像及定位线（图6-1-2、图6-1-3）。

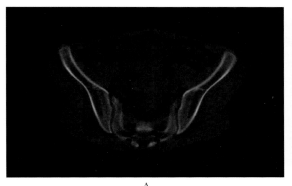 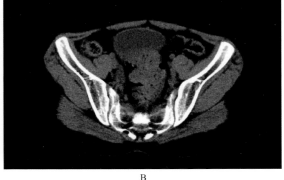

A　　　　　　　　　　　　　B

图 6-1-2　骨盆 CT 平扫横断面

A. 骨窗；B. 软组织窗

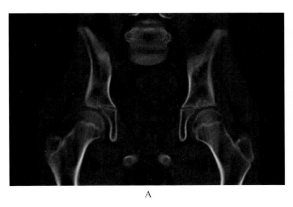 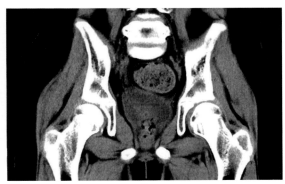

A　　　　　　　　　　　　　B

图 6-1-3　骨盆 CT 平扫冠状面

A. 骨窗；B. 软组织窗

（二）骨盆 CT 增强扫描

（1）增强扫描前须有骨盆 CT 平扫。

（2）推荐行动脉晚期扫描，必要时行动脉晚期和静脉期双期扫描。

（3）检查技术要点和图像质量要求同骨盆 CT 平扫。

（4）图像质量要求：动脉晚期图像要求扫及层面动脉明显强化；静脉期要求静脉内对比剂填充。余同骨盆 CT 平扫（图 6-1-4）。

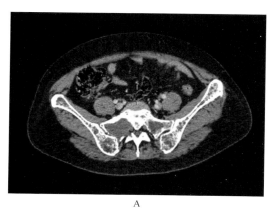
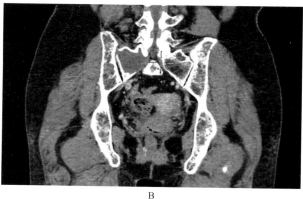

A   B

图 6-1-4　骨盆 CT 增强扫描

A. 横断面软组织窗；B. 冠状面软组织窗

三、MRI 检查

（一）骨盆 MRI 平扫

1. 检查技术要点

（1）线圈：多通道相控阵体部线圈。

（2）成像范围：覆盖所有骨盆构成骨，自髂嵴上缘至坐骨结节下方。

（3）检查序列与要求

1）基本检查序列

① 横断面：T_1WI、T_2WI、脂肪抑制 T_2WI，层厚≤4mm，层间距≤1mm。

② 冠状面：脂肪抑制 T_2WI，平行于股骨正中冠状面，层厚≤4mm，层间距≤1mm。

2）肿瘤性病变依据病变大小调整层厚。由于脂肪饱和法压脂会导致脂肪抑制不均匀，建议使用 STIR 脂肪抑制方法。

2. 图像质量要求

（1）清晰显示骨盆骨质及周围软组织情况。

（2）无明显伪影或不影响结构观察（图 6-1-5、图 6-1-6）。

（二）骨盆 MRI 增强扫描

1. 检查技术要点

（1）增强前须至少有一方位的 T_1WI 脂肪抑制图像。

（2）增强后横轴面、矢状面、冠状面脂肪抑制 T_1WI，保证至少有一个序列与平扫 T_1WI 方位相同、参数相当。

（3）脂肪抑制 T_1WI 高信号病灶建议使用减影技术。

2. 图像质量要求

扫描区域血管内可见明显对比剂充盈。同骨盆 MRI 平扫（图 6-1-7）。

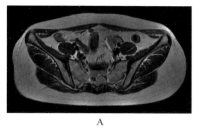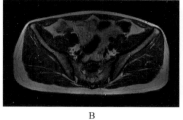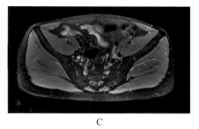

A　　　　　　　　　　　　B　　　　　　　　　　　　C

图 6-1-5　骨盆 MRI 平扫横断面

A. T₁WI；B. T₂WI；C. 脂肪抑制 T₂WI

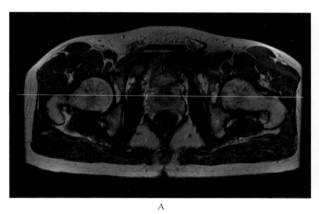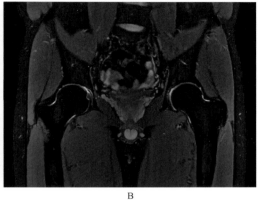

A　　　　　　　　　　　　　　　　　　　B

图 6-1-6　骨盆 MRI 平扫冠状面

A. 定位像；B. 脂肪抑制 T₂WI

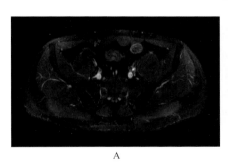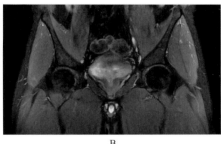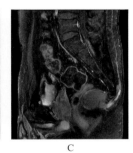

A　　　　　　　　　　　　B　　　　　　　　　　　　C

图 6-1-7　骨盆 MRI 增强扫描

A. 横断面 T₁WI+C；B. 冠状面 T₁WI+C；C. 矢状面 T₁WI+C

四、影像检查方法选择

（1）观察骨盆骨质改变，X 线检查目前仍是作为首选和基本的检查方法。

（2）对于骨盆多发骨折，多排螺旋 CT 容积再现技术可真实显示骨盆环的三维立体空间关系。

（3）MRI 可以早期显示骨髓的信号改变，同时可以清晰显示软组织病变。

（陈建宇　王仁法　姚伟武）

第2节　股骨及大腿

一、X 线检查

（一）股骨正位

1. 摄片技术要点

（1）摄片体位：仰卧下肢伸直，大腿长轴中心线与图像接收板长轴中心线平行。

（2）投照野：根据病灶所在部位，至少包括邻近的一个关节。

（3）中心线：对准股骨或病灶中心垂直射入。

2. 图像质量要求

（1）要求显示股骨及周围软组织全貌或者覆盖股骨病灶全貌。

（2）软组织层次、骨皮质和骨髓腔清晰显示，能满足诊断要求（图 6-2-1）。

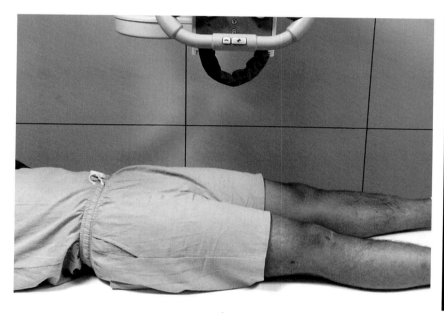
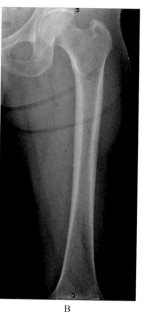

A

B

图 6-2-1　股骨正位 X 线片

A. 摄片体位；B. 标准图像

（二）股骨侧位

1. 摄片技术要点

（1）摄片体位：侧卧下肢伸直，被检侧股骨外缘紧贴床面，大腿长轴中心线与图像接收板长轴平行。

（2）投照野：根据病灶所在部位，至少包括邻近一个关节。

（3）中心线：对准股骨或病灶中心垂直射入。

2. 图像质量要求

要求同股骨正位（图 6-2-2）。

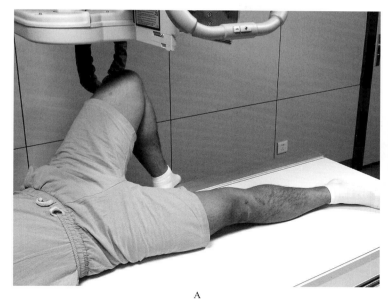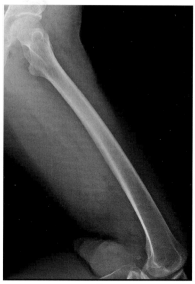

A B

图 6-2-2 股骨侧位 X 线片

A. 摄片体位；B. 标准图像

二、股骨 CT 检查

（一）股骨 CT 平扫

1. 检查技术要点

（1）非螺旋扫描模式

1）扫描体位：仰卧，双腿伸直，脚尖朝上。

2）扫描范围：覆盖股骨或病灶全貌，至少包括邻近一个关节。

3）扫描角度：垂直股骨长轴进行扫描。

4）层厚：≤5mm。

（2）螺旋扫描模式

1）扫描范围：覆盖股骨或病灶全貌，至少包括邻近的一个关节。

2）重建算法：选用标准算法重建图像，通过软组织窗和骨窗分别观察软组织和骨结构。推荐使用软组织算法和骨算法观察上述结构。

3）重组方法：常规采用横断面、矢状面和冠状面重组图像，必要时补充容积再现等三维图像。重组平面须以股骨的解剖标准面为基准。层厚 3～5mm，或依病变大小而定。

2. 图像质量要求

（1）股骨全长或病灶全貌清晰显示，须至少包括邻近的髋关节或膝关节。软组织层次、骨皮质和骨髓腔清晰显示。

（2）照片须包括软组织窗和骨窗两种图像。尚须包含定位像及定位线（图 6-2-3～图 6-2-5）。

（二）股骨 CT 增强扫描

（1）增强扫描前须有股骨 CT 平扫。

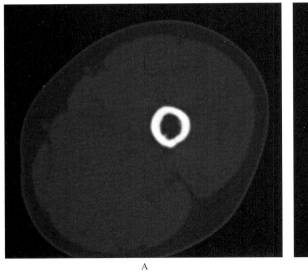
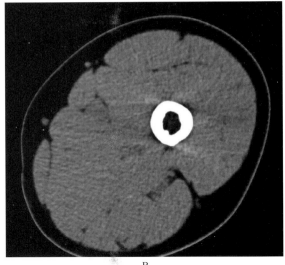

图 6-2-3　股骨 CT 平扫横断面

A. 骨窗；B. 软组织窗

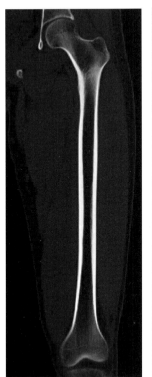
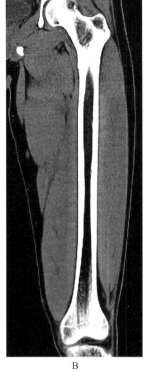

A

B

图 6-2-4　股骨 CT 平扫冠状面

A. 骨窗；B. 软组织窗

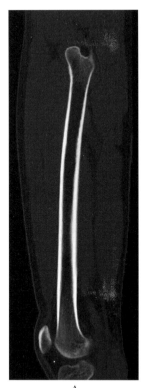
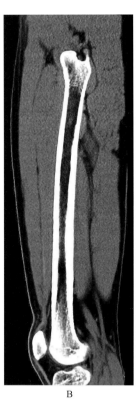

A

B

图 6-2-5　股骨 CT 平扫矢状面

A. 骨窗；B. 软组织窗

（2）推荐行动脉晚期扫描，必要时行动脉晚期和静脉期双期扫描。

（3）检查技术要点和图像质量要求同股骨CT平扫。

（4）图像质量要求：动脉晚期图像要求扫及层面动脉明显强化；静脉期要求静脉内对比剂填充。余同股骨CT平扫（图6-2-6）。

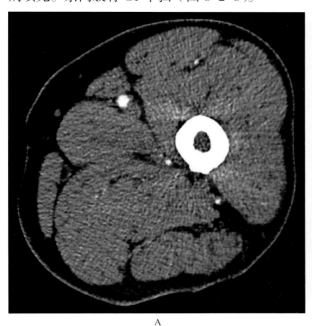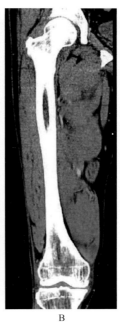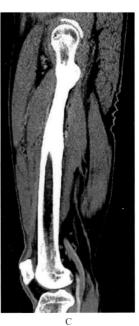

A　　　　　　　　　　　　　　　　B　　　　　　　　　　　C

图6-2-6　股骨CT增强扫描

A. 横断面软组织窗；B. 冠状面软组织窗；C. 矢状面软组织窗

三、MRI检查

（一）股骨MRI平扫

1. 检查技术要点

（1）线圈：多通道相控阵体部线圈或表面柔软线圈。

（2）成像范围：覆盖股骨或病灶全貌。

（3）检查序列与要求：

1）基本检查序列：根据病变具体情况，选择横断面、冠状面、矢状面行 T_1WI、T_2WI、脂肪抑制 T_2WI 扫描，至少有一个平面包含上述全部三个序列。扫描平面以股骨解剖层面为基准。层厚、层间距视病变大小而定。

2）辅助检查序列：T_1/T_2 STIR。

2. 图像质量要求

（1）图像包括股骨全部或根据临床需求包括全病变，至少包括邻近一个关节。扫及范围内骨骼和软组织显示良好。

（2）无明显伪影或不影响结构观察（图6-2-7、图6-2-8）。

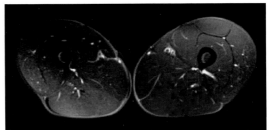

图6-2-7　股骨MRI平扫横断面

脂肪抑制 T_2WI

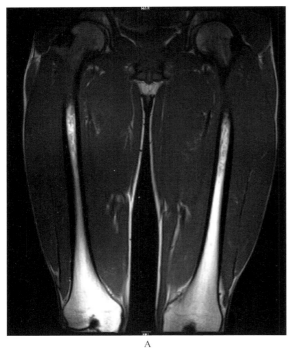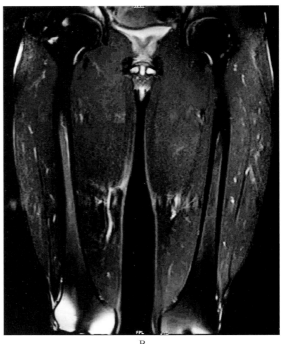

A B

图 6-2-8 股骨 MRI 平扫冠状面

A. T_1WI；B. 脂肪抑制 T_2WI

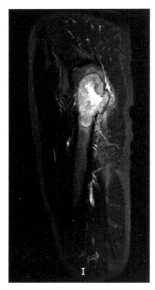

图 6-2-9 股骨 MRI 增强扫描
冠状面

脂肪抑制 T_1WI+C

（二）股骨 MRI 增强扫描

1. 扫描技术要求

（1）增强前须至少有一方位的 T_1WI 脂肪抑制图像。

（2）增强后横轴面、矢状面、冠状面脂肪抑制 T_1WI，保证至少有一个序列与平扫 T_1WI 方位相同、参数相当。辅助检查序列：3D 脂肪抑制快速序列。

（3）脂肪抑制 T_1WI 高信号病灶建议使用减影技术。

2. 图像质量要求

同股骨 MRI 平扫（图 6-2-9、图 6-2-10）。

四、影像检查方法选择

（1）观察骨质改变，X 线检查目前仍是作为首选和基本的检查方法。

（2）CT 检查主要用于骨质精细观察，尤其对观察肿瘤骨、骨髓与软组织钙化、骨化和死骨片最为敏感，是首选检查方法。

（3）MRI 检查可以早期显示骨髓病灶的信号改变，同时可以清晰显示软组织病变，是发现骨髓和软组织病变最为敏感的检查方法。

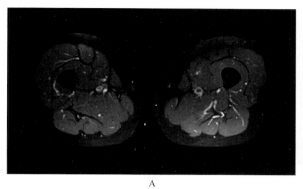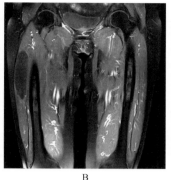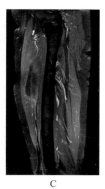

图 6-2-10　股骨 MRI 增强扫描脂肪抑制 T_1WI

A. 轴位；B. 冠状位；C. 矢状位

（陈建宇　王仁法　姚伟武）

第3节　胫　腓　骨

一、X 线检查

（一）胫腓骨正位

1. 摄片技术要点

（1）摄片体位：患者坐于摄影床上，被检侧小腿伸直紧贴床面，平行于图像接收板长轴。

（2）投照野：上缘包括膝关节和（或）下缘包括踝关节。

（3）中心线：胫腓骨长轴中点，垂直射入。

2. 图像质量要求

图像应清晰显示小腿骨质及周围软组织（图 6-3-1）。

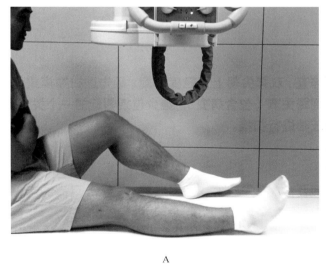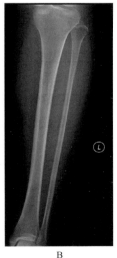

图 6-3-1　胫腓骨正位 X 线片

A. 摄片体位；B. 标准图像

（二）胫腓骨侧位

1．摄片技术要点

（1）摄片体位：患者侧卧，被检侧小腿微屈，外侧紧贴床面，平行于图像接收板长轴。

（2）投照野：上缘包括膝关节和（或）下缘包括踝关节。

（3）中心线：胫腓骨长轴中点，垂直射入。

2．图像质量要求

应显示胫腓骨侧位影像，胫骨在前，腓骨在后。清晰显示小腿骨质及周围软组织情况（图 6-3-2）。

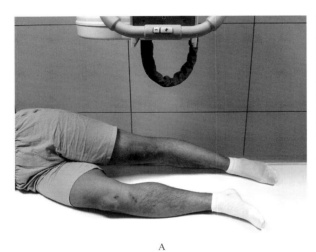
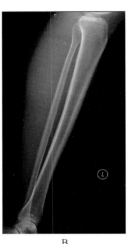

A

B

图 6-3-2　胫腓骨侧位 X 线片

A. 摄片体位；B. 标准图像

二、CT 检查

（一）胫腓骨 CT 平扫

1．检查技术要点

（1）非螺旋扫描模式

1）扫描体位：仰卧，小腿伸直，双脚尖朝上，轻度内旋，足先进扫描模式。

2）扫描范围：胫腓骨上端到踝关节（包含病变），至少包括邻近的一个关节。

3）扫描角度：垂直胫腓骨长轴进行扫描。

4）层厚：≤5mm。

（2）螺旋扫描模式

1）扫描体位：仰卧，小腿伸直，双脚尖朝上，轻度内旋，足先进扫描模式。

2）扫描范围：股骨下缘至距骨，至少包括邻近一个关节。

3）重建算法：选用标准算法重建图像，通过软组织窗和骨窗分别观察软组织和骨结构。推荐使用软组织算法和骨算法观察上述结构。

4）重组方法：横轴面和冠状面重组图像，必要时补充矢状面、容积再现、三维表面遮盖等三维图像。

2. 图像质量要求

（1）清楚显示骨皮质、松质骨和周围软组织。

（2）照片须包括软组织窗和骨窗两种图像。尚须包含定位像及定位线（图6-3-3、图6-3-4）。

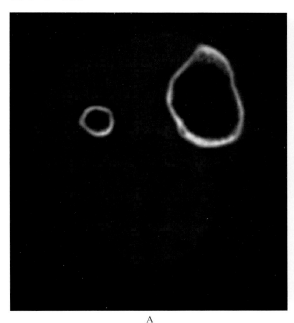 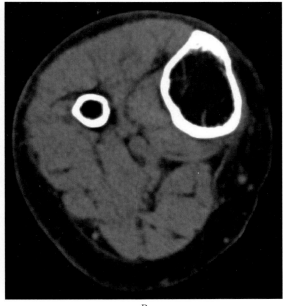

图6-3-3　胫腓骨CT平扫横断面

A. 骨窗；B. 软组织窗

（二）胫腓骨CT增强扫描

1. 检查技术要点

（1）增强扫描前须有胫腓骨CT平扫。

（2）推荐行动脉晚期扫描，必要时行动脉晚期和静脉期双期扫描。

（3）检查技术要点同胫腓骨CT平扫。

2. 图像质量要求

动脉晚期图像要求扫及层面动脉明显强化；静脉期要求静脉内对比剂填充。余同胫腓骨CT平扫（图6-3-5）。

三、MRI检查

（一）胫腓骨MRI平扫

1. 检查技术要点

（1）线圈：双侧胫腓骨扫描推荐使用多通道相控阵体部线圈，单侧胫腓骨扫描推荐使用多通道相

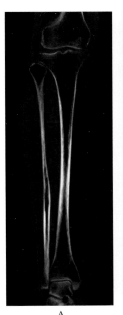 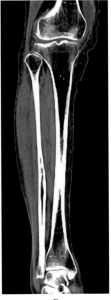

图6-3-4　胫腓骨CT平扫冠状面

A. 骨窗；B. 软组织窗

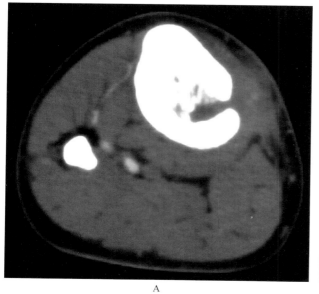
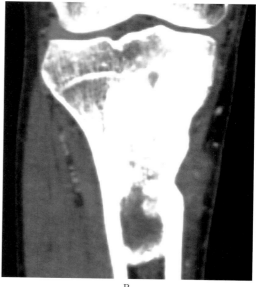

图 6-3-5　胫腓骨 CT 增强扫描
A. 横断面软组织窗；B. 冠状面软组织窗

控阵表面柔软线圈。

（2）成像范围：包全胫腓骨或病变，至少包括邻近一个关节。

（3）检查序列与要求

1）基本检查序列：根据病变具体情况，选择横断面、冠状面、矢状面行 T_1WI、T_2WI、脂肪抑制 T_2WI 扫描，至少有一个平面包含上述全部三个序列。扫描平面以胫腓骨解剖层面为基准。层厚、层间距视病变大小而定。

2）辅助检查序列：STIR 序列、DWI 序列。

2．图像质量要求

（1）图像应包括胫腓骨全部或包全病变，至少包括邻近一个关节。扫及范围内骨骼和软组织显示良好。

（2）无明显伪影或不影响结构观察（图 6-3-6～图 6-3-8）。

（二）胫腓骨 MRI 检查增强扫描

1．检查技术要点

（1）增强前须至少有一方位的 T_1WI 脂肪抑制图像。

（2）增强后横轴面、矢状面、冠状面脂肪抑制 T_1WI，保证至少有一个序列与平扫 T_1WI 方位相同、参数相当。辅助检查序列：3D 脂肪抑制快速序列。

（3）脂肪抑制 T_1WI 高信号病灶建议使用减影技术。

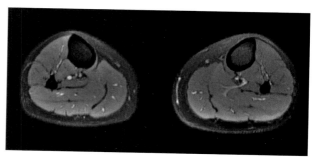

图 6-3-6　胫腓骨 MRI 平扫横断面
脂肪抑制 T_2WI

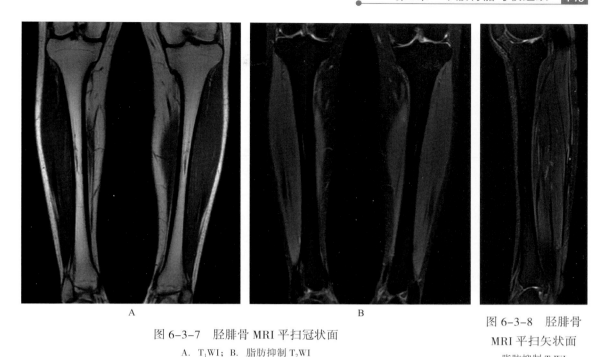

图 6-3-7　胫腓骨 MRI 平扫冠状面

A. T_1WI；B. 脂肪抑制 T_2WI

图 6-3-8　胫腓骨

MRI 平扫矢状面

脂肪抑制 T_2WI

2. 图像质量要求

扫描区域血管内可见明显对比剂充盈。余同胫腓骨 MRI 平扫（图 6-3-9）。

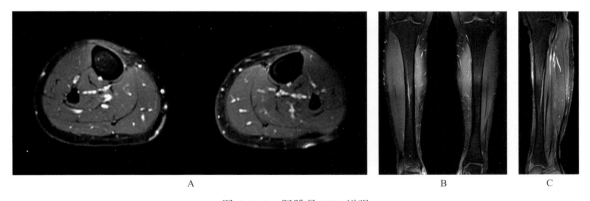

图 6-3-9　胫腓骨 MRI 增强

A. 横断面脂肪抑制 T_1WI+C；B. 冠状面脂肪抑制 T_1WI+C；C. 脂肪抑制矢状面 T_1WI+C

四、影像检查方法选择

（1）观察胫腓骨骨质改变，X 线检查目前仍是作为首选和基本的检查方法。

（2）CT 对于显示胫腓骨骨皮质微细结构、软组织有无异常高密度钙化／骨化或者低密度气体等有优势。

（3）MRI 对于胫腓骨骨髓病变、周围软组织的观察更具优势。对于软组织肿瘤及感染性病变推荐平扫结合增强。

（陈　爽　崔建岭）

第4节　足部诸骨及关节

一、X线检查

（一）足正位

1. 摄片技术要点

（1）摄片体位：患者取仰卧或坐位，被检侧膝关节屈曲，足底部紧贴床面，踝关节呈轻度跖屈状态。

（2）投照野：上缘包括足趾，下缘包括足跟。并尽可能选用小照射野。

（3）中心线：对准第三跖骨基底部，垂直（或向足跟侧倾斜15°）射入。

2. 图像质量要求

（1）图像包括全足的趾、跖及跗骨。骨与周围软组织对比度良好。

（2）第三跖骨基底部位于图像正中；舟距关节与骰跟关节间隙清晰可见；跗骨到趾骨远端密度适当，骨皮质及骨小梁清晰可见（图6-4-1）。

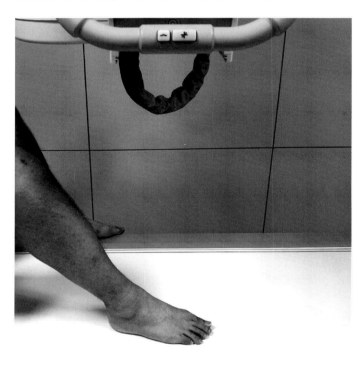
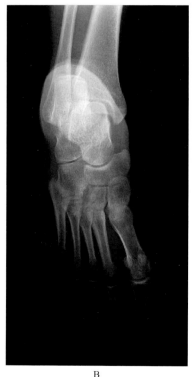

A

B

图 6-4-1　足正位 X 线片

A. 摄片体位；B. 标准图像

（二）足内斜位

1. 摄片技术要点

（1）摄片体位：患者取坐位，被检侧膝部屈曲，足底置于床面。将被检侧下肢向内倾斜，使足底与床面成 30°～50°。

（2）投照野：前缘包括足趾，后缘包括足跟，尽可能选用小照射野。

（3）中心线：对准第三跖骨基底部，垂直射入。

2. 图像质量要求

（1）影像显示足骰骨为解剖正位像，其他骨则呈斜位。第一、二跖骨部分重叠；楔舟关节及第三、四跗跖关节间隙清晰。

（2）各骨骨小梁清晰可见，软组织层次分明（图 6-4-2）。

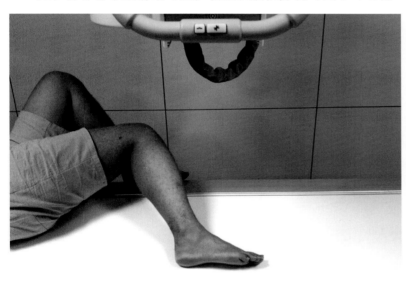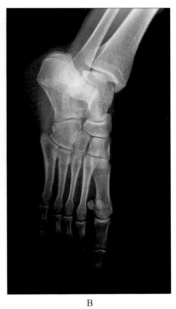

A   B

图 6-4-2 足内斜位 X 线片
A. 摄片体位；B. 标准图像

（三）跟骨侧位

1. 摄片技术要点

（1）摄片体位：患者侧卧位，膝关节屈曲；被检足外侧面紧贴床面，使足底平面垂直床面。

（2）投照野：包括跟骨、距骨、踝关节及部分跗骨，尽可能选用小照射野。

（3）中心线：对准跟距关节，垂直射入。

2. 图像质量要求

（1）跟骨位于照片正中，呈侧位影像；跟距关节显示清晰。

（2）跟骨骨小梁清晰可见，软组织层次分明（图 6-4-3）。

（四）跟骨轴位

1. 摄片技术要点

（1）摄片体位：患者取仰卧位或坐位，被检侧膝部屈曲，被检下肢伸直稍内旋，小腿

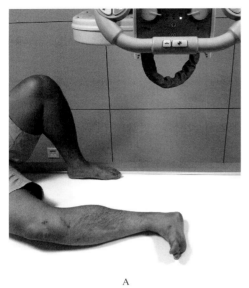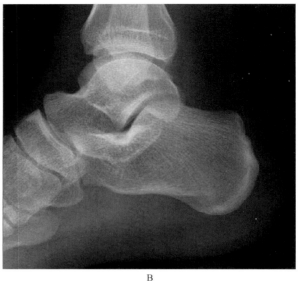

A

B

图 6-4-3　跟骨侧位 X 线片
A. 摄片体位；B. 标准图像

长轴平行于床面长轴，踝部极度背屈。

　　（2）投照野：包括跟骨、距骨、踝关节及部分跗骨，尽可能小照射野。

　　（3）中心线：向头侧倾斜 35°～45°，对准第三跖骨基底射入。

　　2. 图像质量要求

　　（1）跟骨位于照片正中，呈轴位影像。

　　（2）跟骨骨小梁清晰可见，软组织层次分明（图 6-4-4）。

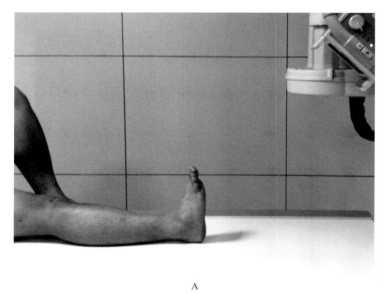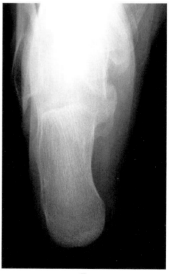

A

B

图 6-4-4　跟骨轴位 X 线片
A. 摄片体位；B. 标准图像

二、足部 CT 检查

（一）足部 CT 平扫

1. 检查技术要点

（1）非螺旋扫描模式

1）扫描体位：患者取坐位或仰卧位，被检侧膝关节屈曲，足底部紧贴床面，踝关节轻度跖屈状态。

2）扫描范围：所有足部构成骨，包括跗间关节、跗跖关节、跖趾关节和趾间关节。

3）扫描角度：扫描平面与足底垂直。

4）层厚：≤3mm。

（2）螺旋扫描模式

1）扫描体位与范围：同非螺旋扫描模式。

2）重建算法：选用标准算法重建图像，通过软组织窗和骨窗分别观察软组织和骨结构。推荐使用软组织算法和骨算法观察上述结构。

3）重组方法：常规采用足病变骨横断面、矢状面和冠状面重组图像，必要时补充曲面、容积再现等三维图像。层厚≤3mm。

2. 图像质量要求

（1）清楚显示足部诸骨骨质结构和软组织。

（2）照片须包括软组织窗和骨窗两种图像，尚须包含定位像及定位线（图 6-4-5～图 6-4-7）。

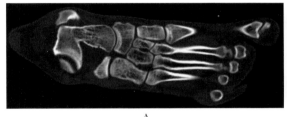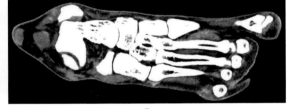

A

B

图 6-4-5 足 CT 平扫横断面

A. 骨窗；B. 软组织窗

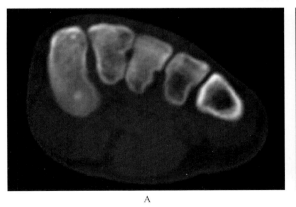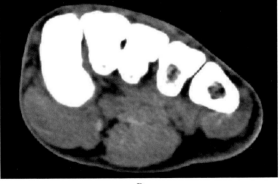

A

B

图 6-4-6 足 CT 平扫冠状面

A. 骨窗；B. 软组织窗

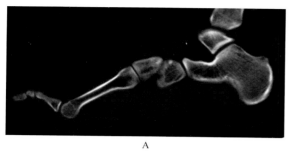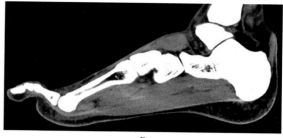

图 6-4-7　足 CT 平扫矢状面

A. 骨窗；B. 软组织窗

（二）足部 CT 增强扫描

1. 检查技术要点

（1）增强扫描前须有足部 CT 平扫。

（2）推荐行动脉晚期扫描，必要时行动脉晚期和静脉期双期扫描。

（3）检查技术要点同足部 CT 平扫。

2. 图像质量要求

动脉晚期图像要求扫及层面动脉明显强化；静脉期要求静脉内对比剂填充。余同足部CT 平扫（图 6-4-8）。

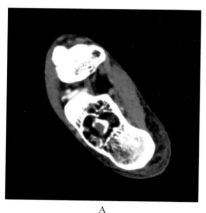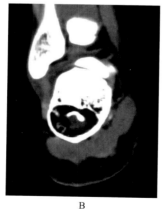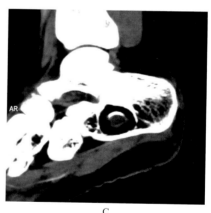

图 6-4-8　足 CT 增强扫描

A. 横断面软组织窗；B. 冠状面软组织窗；C. 矢状面软组织窗

三、MRI 检查

（一）单足 MRI 平扫

1. 检查技术要点

（1）线圈和体位：仰卧位，推荐使用专业相控阵表面线圈。

（2）成像范围：上界为趾尖，下界尽量包全足跟。

（3）检查序列与要求

1）基本检查序列

① 横断面、矢状面、冠状面脂肪抑制的 PDWI/T$_2$WI 序列，扫描平面以足部解剖层面为基准。

② 至少一个平面的 T$_1$WI。

2）辅助检查序列：STIR 序列、非压脂 T$_2$WI 或 3D 序列。

2. 图像质量要求

（1）应包括完整足部趾骨、跖骨、跗骨及部分跟距骨。扫及骨质结构、肌腱、韧带及周围软组织显示清晰。

（2）无明显伪影或伪影不影响结构观察（图 6-4-9～图 6-4-11）。

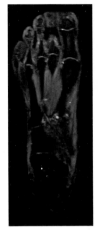 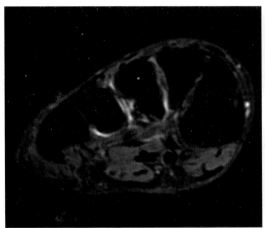 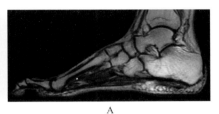 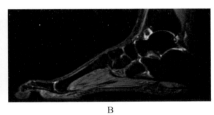

A

B

图 6-4-9 单足 MRI 平扫横断面 脂肪抑制 T$_2$WI　　图 6-4-10 单足 MRI 平扫冠状面 脂肪抑制 T$_2$WI　　图 6-4-11 单足 MRI 平扫矢状面 A. T$_1$WI；B. 脂肪抑制 T$_2$WI

（二）双足 MRI 平扫

1. 检查技术要点

（1）线圈和体位：仰卧位，推荐使用头部线圈。

（2）成像范围：上界为趾尖，下界尽量包全足跟。

（3）检查序列与要求

1）基本检查序列

① 横断面：脂肪抑制 PDWI/T$_2$WI 序列，扫描平面以足部解剖层面为基准。

② 冠状面：T$_1$WI、STIR 序列、脂肪抑制 PDWI/T$_2$WI。

2）辅助检查序列：矢状面扫描。

2. 图像质量要求

（1）图像应包括完整足部趾骨、跖骨、跗骨及部分跟距骨。扫及骨质结构、肌腱、韧带及周围软组织显示清晰。

（2）无明显伪影或伪影不影响结构观察。

（三）单足 MRI 增强扫描

1. 检查技术要点

（1）增强扫描前须至少有一个方位的 T$_1$WI 脂肪抑制图像。

（2）增强后横断面、矢状面、冠状面脂肪抑制 T_1WI，保证至少有一个序列与平扫 T_1WI 方位相同、参数相当。辅助检查序列：3D 脂肪抑制快速序列。

（3）脂肪抑制 T_1WI 高信号病灶建议使用减影技术。

2．图像质量要求

扫描区域血管内可见明显对比剂充盈。余同单足 MRI 平扫（图 6-4-12）。

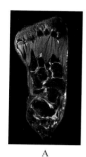 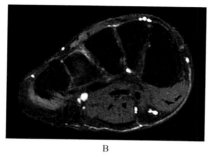 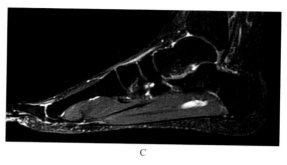

图 6-4-12　单足 MRI 增强扫描

A. 横断面脂肪抑制 T_1WI+C；B. 脂肪抑制冠状面 T_1WI+C；C. 矢状面脂肪抑制 T_1WI+C

（四）双足 MRI 增强扫描

1．检查技术要点

（1）增强扫描前须至少有一个方位的 T_1WI 脂肪抑制图像。

（2）增强后横断位、矢状面、冠状面脂肪抑制 T_1WI，保证至少有一个序列与平扫 T_1WI 方位相同、参数相当。辅助检查序列：3D 脂肪抑制快速序列。

（3）脂肪抑制 T_1WI 高信号病灶建议使用减影技术。

2．图像质量要求

扫描区域血管内可见明显对比剂充盈。余同双足 MRI 平扫。

四、影像学检查方法选择

（1）足部骨质病变影像学检查首选 X 线平片，软组织病变可首选超声或 MRI 检查。

（2）当 X 线平片对足部骨质的微小病变或关节内病变显示不理想时，可以行 CT 检查。

（3）足部运动性损伤，包括软骨、韧带和肌腱损伤首选 MRI 检查；怀疑足部关节炎症或良恶性肿瘤建议选择 CT 和 MRI 联合检查，推荐平扫加增强扫描。

（陈　爽　陈建宇　崔建岭　梁碧玲）

本章图片提供：陈慧莹、于爱红、赵宇晴

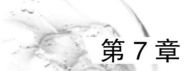

第7章

造 影 检 查

第1节 脊 髓 造 影

一、X线脊髓造影

注意事项：

（1）检查过程应有临床医生全程陪同。

（2）检查前仔细阅读对比剂说明书，明确适用范围包含椎管内注射脊髓造影。

（3）有碘过敏者严禁进行检查。

（4）注药时密切观察和询问被检者有无不适，如有应立即停止对比剂注入，严重者应立即停止检查。出现过敏反应或休克，按照抢救规范及流程处理。

（一）腰椎穿刺及造影技术要点

（1）该项检查应在具有透视及点片功能的多功能胃肠机进行，被检者采用侧卧双手抱膝位。

（2）按腰穿脑脊液检查技术规范及操作流程行蛛网膜下隙穿刺成功后，放脑脊液10～15mL。

（3）调整检查床水平角度，采用头高足低位（10°～15°），经腰穿针缓慢注入非离子型水溶性碘对比剂（浓度350mg/L），3～5分钟内注入10～15mL对比剂。

（4）透视观察证实对比剂分布于蛛网膜下隙。

（二）X线点片技术要求

（1）通过变换体位，动态透视观察对比剂在硬膜囊内的分布、流动性、硬膜囊形态；脊髓腔有无狭窄、充盈缺损、神经根受压移位等病变征象。

（2）通过变换体位，使对比剂充盈病变所在节段，行脊椎不同节段点片，点片包括正位、侧位、双45°斜位等。

（3）点片范围：腰椎应包含骶椎及下胸椎；胸椎应包含上腰椎或下颈椎；颈椎应包含上胸椎。

（三）图像质量要求

（1）硬膜囊内对比剂分布均匀，与周围组织结构具有优良的密度对比，硬膜囊、脊髓、脊神经根袖及马尾神经形态显示良好。

（2）点片范围及点片旋转角度应完整包含病变全貌，并包含可定位的节段解剖学标志（图7-1-1～图7-1-3）。

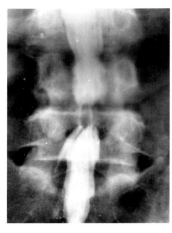 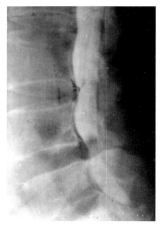 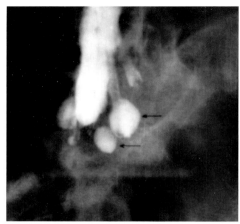

图 7-1-1　X 线脊髓造影正位　图 7-1-2　X 线脊髓造影侧位　图 7-1-3　X 线脊髓造影 45°斜位

二、CT 脊髓造影

注意事项：

（1）术后嘱患者半坐卧位禁食 6 小时，可适当补液 1000mL，加快对比剂代谢排出。

（2）嘱主管医生术后密切观察病情，如出现头痛、头晕或腰腿痛症状加重，应及时处理。

（3）在完成 X 线脊髓造影后，应尽快（20 分钟内）将患者车床送至 CT 扫描室行 CT 扫描检查。

（一）检查技术要点

螺旋扫描模式

（1）扫描体位及范围：根据病变部位而定，原则上腰椎应包含骶椎及下胸椎；胸椎应包含上腰椎或下颈椎；颈椎应包含上胸椎。

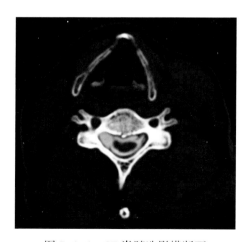

图 7-1-4　CT 脊髓造影横断面

（2）重建算法：选用标准算法重建图像，通过软组织窗和骨窗分别观察软组织和骨结构。

（3）重组方法：常规采用横断面、冠状面和矢状面重组图像，必要时补充曲面等重组图像。重建平面必须以目标椎体的解剖标准面为基准。层厚≤3mm。对于曲度过大的受检者，横断面须分段重组。

（二）图像质量要求

（1）硬膜囊内对比剂分布均匀，与周围组织结构具有优良的密度对比，硬膜囊、脊髓、脊神经根袖及马尾神经形态显示良好。

（2）扫描范围应完整包含病变全貌，并包含椎体、附件、椎旁软组织及可定位的节段解剖学标志（图 7-1-4～图 7-1-6）。

（陈建宇）

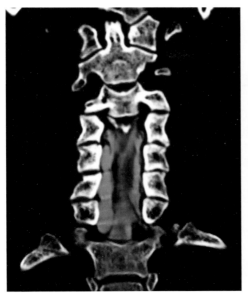
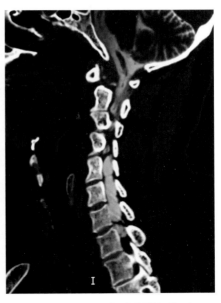

图 7-1-5　CT 脊髓造影冠状面　　　　图 7-1-6　CT 脊髓造影矢状面

第2节　关节造影

一、概述

关节造影是向关节腔内注入对比剂使关节囊膨胀，提高关节内组织的对比度，使关节内细微的解剖结构、变异及常规影像方法难以显示的病变得以显示进而诊断的方法，可以有效地对正常解剖变异和疾病进行鉴别及诊断，在关节疾病诊断中具有较高的敏感性、准确性。目前主要为 CT 关节造影及 MRI 关节造影。

CT 关节造影是指向关节内注入对比物质后进行 CT 扫描的方法。磁共振关节造影分为直接造影和间接造影。MRI 直接关节造影是向关节内直接注射对比剂后进行 MRI 扫描。MRI 间接关节造影经静脉注入对比剂，10～30 分钟后对比剂渗透至关节腔内时行 MRI 扫描。

直接关节造影目前应用比较广泛，但属有创检查，有一定的感染、过敏概率。MRI 间接关节造影对人体损伤可以忽略，但关节囊扩张欠佳，同时血管、肉芽组织和滑膜可以增强，对细微病变的显示不如直接关节造影，适用于恐惧关节穿刺的患者。

（一）适应证

1. MRI 关节造影

（1）关节囊、关节盂唇的损伤；

（2）关节内在韧带损伤；

（3）关节侧副韧带损伤；

（4）骨软骨病变及关节内游离体；

（5）关节术后评价。

2. CT 关节造影

（1）心脏起搏器、电子耳蜗、内固定植入术后等不适合做 MRI 检查者；

（2）评价关节内的小撕脱骨折、局限性骨质缺损及钙化灶，较 MRI 敏感、准确；

（3）评价关节盂唇、韧带损伤撕裂、关节软骨损伤缺损，但不如 MRI 敏感、准确。

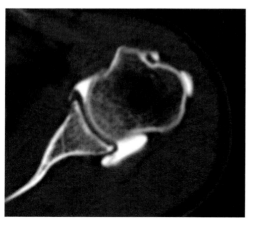

图 7-2-1　CT 肩关节造影横断面

（二）禁忌证

1. MRI 直接关节造影

（1）关节感染或穿刺部位皮肤感染；

（2）交感神经反射性萎缩（RSD）患者；

（3）凝血功能障碍及血小板减少症或服用抗凝药物的患者；

（4）对比剂过敏患者。

2. CT 直接关节造影

（1）关节感染或穿刺部位皮肤感染；

（2）碘剂过敏患者；

（3）凝血功能障碍及血小板减少症或服用抗凝药物的患者（图 7-2-1～图 7-2-3）。

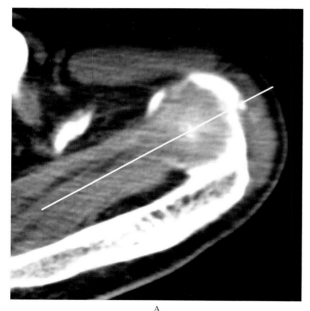

A

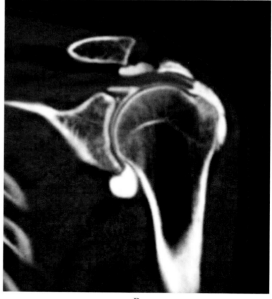

B

图 7-2-2　CT 肩关节造影斜冠状面

A. 定位像；B. 标准图像

（三）关节造影方法

1. 药物

（1）磁共振关节造影：目前普遍认为 Gd-DTPA 是最理想的对比剂，一般稀释浓度为 0.5～2mmol/L，可以将 1～2mLGd-DTPA 加入 100～200mL 生理盐水混合。透视下穿刺时，可用上述生理盐水混合物 8mL＋碘对比剂 7mL＋2% 利多卡因 3mL 混匀使用。加入利多卡因是为了减轻患者痛苦、增加耐受。注射后一般 15～30 分钟内行 MRI 检查，不应超过 90 分钟。

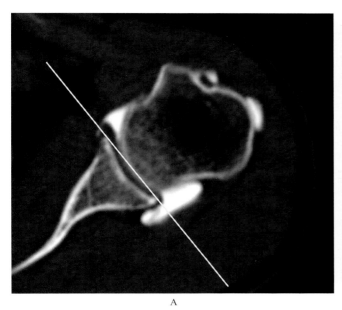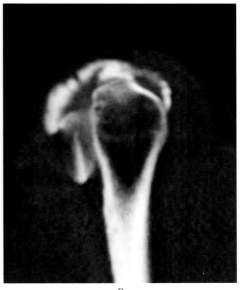

A   B

图 7-2-3　CT肩关节造影斜矢状面

A. 定位像；B. 标准图像

（2）CT关节造影：注入关节内对比物质有①碘对比剂稀释液，一般采用10mL碘对比剂＋5mL利多卡因（2%）混合而成；②空气；③空气＋碘对比剂双重对比。现普遍采用碘对比剂稀释液，注射对比剂后立即进行CT扫描，推荐螺旋扫描方式，后期进行图像重组。

2. 穿刺方法

严格无菌操作，关节穿刺一般在透视或超声引导下，经穿刺点穿刺进入关节后，将对比剂注入关节腔内，患者有胀痛或注射有抵抗感时停止注药，但髋关节不同于其他关节，需要一定的压力方能将药注入关节内。注射后适当被动活动关节，使对比剂在关节均匀布散。

二、肩关节造影

（一）穿刺技术要点

采用20～22G的穿刺针进行穿刺，一般采用前方入路穿刺。上臂轻度外旋、外展，肘关节屈曲位，在肱骨小结节与肩胛喙突间联线的中点穿刺，针尖斜向后、内侧刺入。注入10～15mL的对比剂。

（二）CT肩关节造影

1. 适应证

肩袖撕裂、关节盂唇韧带损伤、关节软骨缺损、怀疑关节骨质结构异常者，肩袖、关节盂唇术后评估，不适合MRI扫描者。

2. 检查技术要点

螺旋扫描模式

（1）扫描体位及范围：同常规肩关节CT扫描体位及范围，必要时加扫外展外旋（ABER）位，可以更加清晰显示肩胛盂前下盂唇。

（2）重建算法：选用标准算法重建图像，通过软组织窗和骨窗分别观察软组织和骨结构。

（3）重组方法：重组方法常规采用横轴面、斜冠状面和斜矢状位重组图像，必要时补充曲面等重组图像。斜冠状面平行于冈上肌，斜矢状面平行于关节盂。层厚≤3mm。

3．图像质量要求

关节间隙内有对比剂充盈，余同肩关节 CT 平扫。

（三）MRI 肩关节造影

1．适应证

盂唇、肩袖、盂肱韧带、软骨及关节囊损伤、术后再损伤评估者。

2．检查技术要点

（1）线圈和体位：采用肩关节专用线圈或表面柔软线圈。体位同常规肩关节平扫，推荐补充外展外旋位扫描。

（2）成像范围：同肩关节 MRI 平扫。

（3）检查序列与要求

1）基本检查方位与序列

① 横断面、斜冠状面、斜矢状面的脂肪抑制 T_1WI 扫描。层厚≤3～4mm，层间隔≤1mm。层面定位同常规肩关节 MRI 平扫。

② 如果患者之前未进行肩关节 MRI 平扫，须加扫斜冠状面脂肪抑制 PD/T_2WI，以观察肩袖肌腱腱内及滑囊面的撕裂。并加扫任意方位非脂肪抑制 T_1WI，以除外其他病变。

③ ABER 位脂肪抑制 T_1WI 扫描。

2）辅助检查序列：3D 序列。

3．图像质量要求

关节间隙内有对比剂充盈，余同肩关节 MRI 平扫（图 7-2-4～图 7-2-7）。

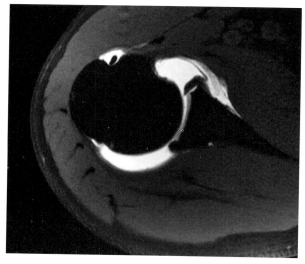

图 7-2-4　MRI 肩关节造影横断面
脂肪抑制 T_1WI

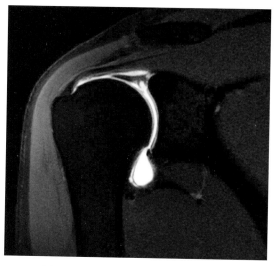

图 7-2-5　MRI 肩关节造影斜冠状面
脂肪抑制 T_1WI

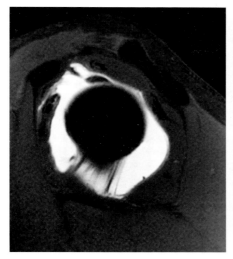 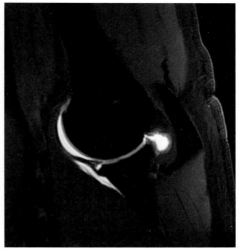

图 7-2-6　MRI 肩关节造影斜矢状面　　　　图 7-2-7　MRI 肩关节造影 ABER 位
脂肪抑制 T_1WI　　　　　　　　　　　　脂肪抑制 T_1WI

三、腕关节造影

（一）穿刺技术要点

1. 常规腕关节造影

采用 20～23G 的穿刺针进行穿刺，①桡侧背侧穿刺：腕取轻度掌屈及尺偏位，于拇长伸肌腱与食指固有伸肌腱之间或从桡骨茎突远端鼻烟壶处垂直穿入。②尺侧旁穿刺：腕取轻度掌屈及桡偏位，在尺骨茎突尖端，尺侧腕伸肌腱与指总伸肌腱之间垂直穿入。一般注入 3～4mL 的对比剂。

2. 腕关节三腔造影术

腕关节与其他关节不同，是由桡腕关节、腕中关节、桡尺远关节和腕掌关节组成的多腔复合关节，互相不沟通，故行腕关节三腔造影术，即桡腕、腕中和桡尺远关节联合造影术，可使腕关节造影的假阴性率大为降低。具体做法是：①将 1mL 对比剂注入桡尺远关节间隙，观察对比剂有无渗漏入桡腕关节，判断三角纤维软骨复合体有无损伤、穿孔。②将 3～4mL 对比剂注入远排腕骨间关节间隙（尺侧或桡侧），观察对比剂有无渗漏入桡腕关节，判断近排腕骨间韧带有无损伤、断裂。③最后将 3mL 对比剂注入桡腕关节腔内。

（二）CT 腕关节造影

1. 适应证

舟月韧带、月三角韧带和三角纤维软骨复合体损伤者；有关节造影适应证但不适合做 MRI 扫描者；对腕骨撕脱小骨折也非常敏感。

2. 检查技术要点

螺旋扫描模式

（1）扫描体位及范围：同常规腕关节 CT 扫描体位及范围。

（2）重建算法：选用标准算法重建图像，通过软组织窗和骨窗分别观察软组织和骨结构。

（3）重组方法：重组方法常规采用横断面、冠状面和矢状面重组图像，必要时补充曲面等重组图像。冠状面平行于腕关节的解剖冠状面，矢状面平行于腕关节的解剖矢状面。层厚≤2mm。

3. 图像质量要求

关节间隙内有对比剂充盈，余同腕关节 CT 平扫。

（三）MRI 腕关节造影

1. 适应证

舟月韧带、月三角韧带和三角纤维软骨复合体损伤者。

2. 检查技术要点

（1）线圈和体位：采用腕关节专用线圈或表面柔软线圈。体位同腕关节 MRI 平扫。

（2）成像范围：同腕关节 MRI 平扫。

（3）检查序列与要求

1）基本检查方位与序列

① 横断面、冠状面、矢状面的脂肪抑制 T_1WI 扫描。层厚≤3mm，层间隔≤1mm。

② 建议加扫描冠状位 T_2WI 及 T_1WI，以避免漏诊其他病变。

2）辅助检查序列：3D 序列。

3. 图像质量要求

关节间隙内有对比剂充盈，余同腕关节 MRI 平扫（图 7-2-8～图 7-2-10）。

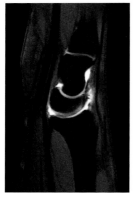 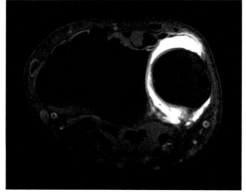 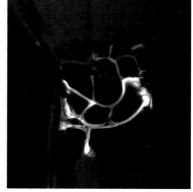

图 7-2-8　MRI 腕关节
造影横断面
脂肪抑制 T_1WI

图 7-2-9　MRI 腕关节造影冠状面
脂肪抑制 T_1WI

图 7-2-10　MRI 腕关节造影矢状面
脂肪抑制 T_1WI

四、髋关节造影

（一）穿刺技术要点

采用 20～22G 的穿刺针进行穿刺，①外侧穿刺：取侧卧位，于股骨大粗隆前下方，针尖向上向内，与下肢呈 45°方向，贴骨骼穿入 5～10cm。②后侧穿刺：取半俯卧位，腹壁与操作台面呈 45°，于大粗隆中点与髂后上棘之联线的中外 1/3 交界处垂直穿入。③前侧穿刺：取仰卧位，自腹股沟韧带的中点向下和向外侧 2.5cm 处，即股动脉稍外侧处垂直穿入直达股骨头处。一般注入

8～20ml 的对比剂。

（二）CT 髋关节造影

1. 适应证

髋臼盂唇损伤、关节软骨的损伤、缺损以及关节内游离体，可作为不能进行 MRI 检查者很好的检查手段。

2. 检查技术要点

螺旋扫描模式

（1）扫描体位及范围：同常规髋关节 CT 扫描体位及范围。

（2）重建算法：选用标准算法重建图像，通过软组织窗和骨窗分别观察软组织和骨结构。

（3）重组方法：重组方法常规采用横断面、斜冠状面和斜矢状面重组图像，必要时补充曲面等重组图像。斜冠状面根据横断面定位，垂直于髋臼前后缘连线。斜矢状面根据斜冠状位定位，平行于股骨颈长轴。层厚≤2mm。

3. 图像质量要求

关节间隙内有对比剂充盈，余同髋关节 CT 平扫。

（三）MRI 髋关节造影

1. 适应证

髋臼盂唇损伤、关节软骨的损伤、股骨头圆韧带损伤以及关节内游离体检出者，可大大提高敏感性和准确性。

2. 检查技术要点

（1）线圈和体位：推荐使用大号表面柔线圈或体部相控阵线圈。体位同髋关节 MRI 平扫。

（2）成像范围：同髋关节 MRI 平扫。

（3）检查序列与要求

1）基本检查方位与序列

① 横断面、斜冠状面、斜矢状面的脂肪抑制 T_1WI 扫描。斜冠状面根据横断面定位，垂直于髋臼前后缘连线。斜矢状面根据斜冠状位定位，平行于股骨颈长轴。层厚≤3mm，层间隔≤1mm。

② 建议加扫描斜冠状位、斜矢状脂肪抑制 PDWI，以避免漏诊其他软组织损伤及骨髓病变。

2）辅助检查序列：3D 序列。

3. 图像质量要求

关节间隙内有对比剂充盈，余同髋关节 MRI 平扫（图 7-2-11～图 7-2-13）。

五、膝关节造影

（一）穿刺技术要点

采用 20～23G 的穿刺针进行穿刺，一般采用髌周穿刺：膝关节伸直，于髌骨外上、外下、内上、内下方，距髌骨边缘约 1cm 处，针尖与额面平行，

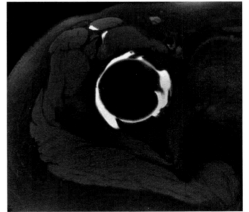

图 7-2-11　MRI 髋关节造影横断面
脂肪抑制 T_1WI

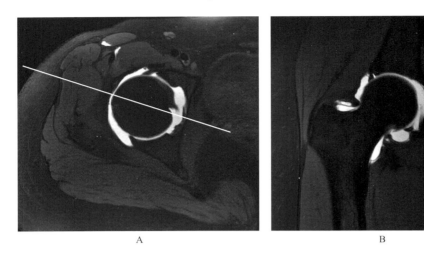

图 7-2-12　MRI 髋关节造影斜冠状面

A. 定位像；B. 脂肪抑制 T_1WI

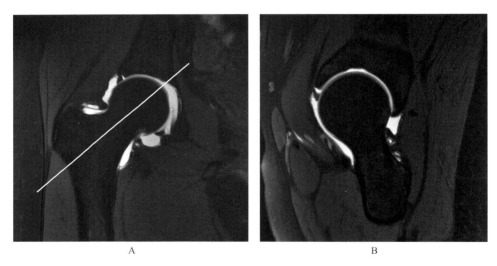

图 7-2-13　MRI 髋关节造影斜矢状面

A. 定位像；B. 脂肪抑制 T_1WI

斜向髌骨与股骨关节面的间隙穿刺。一般注入 35～50mL 的对比剂。

（二）CT 膝关节造影

1. 适应证

怀疑关节软骨、关节内韧带损伤及关节内紊乱而不能做 MRI 扫描患者。

2. 检查技术要点

螺旋扫描模式

（1）扫描体位及范围：同常规膝关节 CT 扫描体位及范围。

（2）重建算法：选用标准算法重建图像，通过软组织窗和骨窗分别观察软组织和骨结构。

（3）重组方法：重组方法常规采用横断面、冠状面和矢状面重组图像，图像定位以膝关节解剖平面为基准。必要时补充曲面等重组图像。层厚≤2mm。

3. 图像质量要求

关节间隙内有对比剂充盈，余同膝关节 CT 平扫（图 7-2-14）。

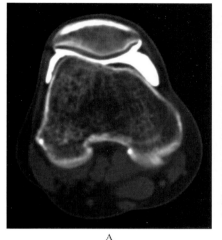 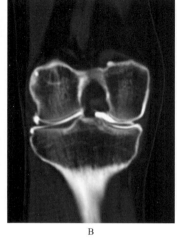 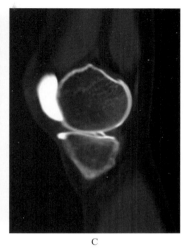

A   B   C

图 7-2-14　CT 膝关节造影
A. 横断面；B. 冠状面；C. 矢状面

（三）MRI 膝关节造影

1. 适应证

半月板术后再损伤的诊断，此外膝关节 MRI 关节直接造影有助于诊断膝关节内游离体和评价剥脱性骨软骨炎的稳定性。潜在的适应证有诊断重建前交叉韧带撕裂，评估自体软骨移植等。

2. 检查技术要点

（1）线圈和体位：使用膝关节专用线圈或表面柔软线圈。体位同膝关节 MRI 平扫。

（2）成像范围：同膝关节 MRI 平扫。

（3）检查序列与要求

1）基本检查方位与序列

① 横断面、冠状面、矢状面的脂肪抑制 T_1WI 扫描。图像定位以膝关节解剖平面为基准。层厚≤3～4mm，层间隔≤1mm。

② 建议加扫 PD/T_2WI、T_1WI，以避免漏诊其他软组织损伤及骨髓病变。

2）辅助检查序列：3D 序列。

3. 图像质量要求

关节间隙内有对比剂充盈，余同膝关节 MRI 平扫（图 7-2-15～图 7-2-17）。

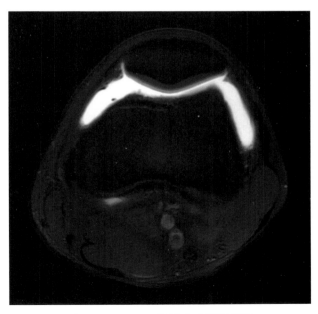

图 7-2-15　MRI 膝关节造影横断面
脂肪抑制 T_1WI

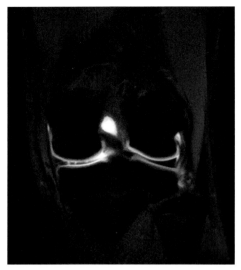

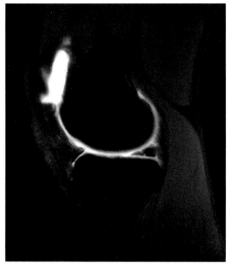

图 7-2-16　MRI 膝关节造影冠状面　　　图 7-2-17　MRI 膝关节造影矢状面
　　　　　脂肪抑制 T_1WI　　　　　　　　　　　　脂肪抑制 T_1WI

（姚伟武）

本章图片提供：陈雯、叶立娴、于爱红、赵宇晴

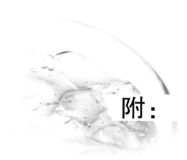

附：

检查注意事项

一、X 线检查

1. 检查前须清除摄片部位的体表饰物、金属等高密度物品。
2. 推荐脊柱摄片以站立位为主，因站立位摄片可观察脊柱在正常承重时的生理状态，虚弱或可疑骨折患者可选取卧位投照。严重脊柱外伤患者应严格避免移动，侧位片采取平卧水平投照。
3. 摆位时注意身体保持平直，避免造成脊柱旋转。
4. 对疑诊骨折患者搬抬要谨慎，推荐使用过床板，建议有临床医师指导和陪伴。
5. 对于呼吸运动影响摄片的部位（如胸椎、肋骨等）须平静呼吸下屏气曝光。

二、CT 检查

1. 检查前须清除摄片部位的体表饰物、金属等高密度物品。
2. 用 16 层以上 CT 设备检查脊柱时，推荐采用螺旋扫描模式。
3. 需要使用静脉注射对比剂者，检查前禁食 4 小时。
4. 颈椎扫描时头颈部须置于检查床上，头部置于头托内会使颈部前倾产生角度。
5. 腰椎扫描时建议在膝下放置软垫使腰部放松并保持平直。

三、MRI 检查

（一）患者准备

1. 装有心脏起搏器、铁磁性金属植入物或体内有铁磁性金属异物患者严禁接受磁共振检查。
2. 患者检查前须取下一切随身携带的金属物品（如手机、手表、发卡、硬币等）和磁卡，并将其留在检查室外。
3. 对小儿、意识障碍等不能配合的患者，须应用镇静或催眠药物。
4. 检查前患者需清洁扫描区域的皮肤和毛发，去除膏药等敷贴物。
5. 有金属节育环的患者，腰骶部及盆腔扫描会不同程度影响图像质量，必要时可取出节育环。
6. 需要使用静脉注射对比剂者，检查前禁食 4 小时。

（二）扫描注意事项

1. 腰骶部扫描时建议在膝下放置软垫使腰部放松并保持平直。
2. 由于脂肪饱和法脂肪抑制会导致脂肪抑制不均匀，在颈椎、胸椎建议使用 STIR 或水脂肪分离方法进行脂肪抑制以保证抑脂均匀。

3. 对于有金属植入物的受检者，应采用快速自旋回波序列，并对参数进行优化，如增加带宽等，避免使用梯度回波序列。

4. 对于 T_1WI 显示为高信号的病灶，增强前须扫描 T_1WI 脂肪抑制序列，若病灶仍为高信号，推荐使用增强前后图像剪影技术判断病灶强化情况。

5. 关节扫描时，尽量使受检关节接近检查床中心，减少磁场不均匀对图像的影响。

6. 摆位时使用适当的衬垫、固定带等，使患者舒适并避免移动。

（郎　宁　袁慧书）

缩略语

CT computed tomography
电子计算机断层扫描

MRI magnetic resonance imaging
磁共振成像

T_1WI T_1-weighted imaging
T_1 加权成像

T_2WI T_2-weighted imaging
T_2 加权成像

FOV field of view
视野

PDWI proton density weighted imaging
质子密度加权成像

GRE gradient recalled echo
梯度回波

STIR short TI inversion recovery
短反转时间的反转回复序列

TI inversion time
反转时间

HU Hunsfield unit
亨氏单位

DWI diffusion weighted imaging
扩散加权成像

MIP maximum intensity projection
最大密度投影法

MPR multiple planar reconstruction
多平面重建

ABER abduction and external rotation
外展外旋位

FSE fast spin echo
快速自旋回波

FS fat suppression
脂肪抑制

RSD reflex sympathetic dystrophy
反射性交感神经萎缩/营养不良

DTPA diethylenetriaminepentaacetic acid
二乙烯三胺五乙酸

PACS picture archiving and communication system
影像归档和通信系统